KIT – Krisenintervention
im Rettungsdienst

Carl-Heinz Daschner

Kontaktadresse des Verfassers:
Carl-Heinz Daschner
E-Mail: cdaschner@web.de

Die Deutsche Bibliothek - CIP-Einheitsaufnahme

> **Daschner, Carl-Heinz:**
> KIT - Krisenintervention im Rettungsdienst / Carl-Heinz Daschner. - 2., durchgesehene und erweiterte Auflage - Edewecht ; Wien : Stumpf und Kossendey, 2003
> ISBN 3-932 750-88-8

© Copyright by Verlagsgesellschaft
Stumpf & Kossendey mbH, Edewecht, 2003
Umschlagfoto: H. Rank
Satz: Text-Team Media Service
Druck: Koninklijke Wöhrmann, Zutphen

KIT – Krisenintervention im Rettungsdienst

Carl-Heinz Daschner

2., durchgesehene und erweiterte Auflage

Verlagsgesellschaft Stumpf & Kossendey mbH, Edewecht · Wien

Inhaltsverzeichnis

	Vorwort	7
I.	Einleitung	11
II.	Qualitätskriterien der KIT	15
III.	**Krisenintervention im Rettungsdienst – warum?**	**17**
	1. Fallbeispiel für eine Krisenintervention	19
	2. Psychotraumatologie: eine wissenschaftliche Grundlage ..	23
	2.1 Akute Belastungsreaktion	24
	2.2 Posttraumatische Belastungsstörung	26
	2.3 Pathologische Trauer	29
	3. Physiologisches Korrelat: der Zusammenhang von psychischer Traumatisierung und Hirnphysiologie	34
IV.	**KIT konkret: eine Übersicht**	**39**
	1. Einsatzindikationen für KIT	40
	2. Brückenfunktion	41
	3. Kontraindikationen	42
	4. Struktur einer Intervention	45
	4.1 Vorbereitungsphase	45
	4.2 Emotionale Phase	47
	4.3 Kognitive Phase	47
	4.4 Prospektive Phase	50
V.	**Struktur und Inhalte der KIT-Ausbildung**	**55**
	1. Der KIT-Kurs	55
	2. Die Ausbilder	56
	3. Psychotraumatologie	57
	4. Kommunikation in Krisenfällen	57
	5. Psychohygiene	62
VI.	**Indikationsspezifische Betreuungskonzepte**	**65**
	1. Betreuung nach ›normalem‹ Tod im häuslichen Bereich	65
	2. Überbringung einer Todesnachricht	68
	3. Betreuung nach Suizid / Suizidversuch	71
	4. Betreuung von Fahrern öffentlicher Verkehrsmittel nach Unfall mit Personenschaden	74
	5. Betreuung nach Kindstod	81
	5.1 Plötzlicher Kindstod (SID)	82
	5.2 Sonstiger Tod eines Kindes	85
	6. Situation von Gewaltopfern	88
	6.1 Vergewaltigung	89
	6.2 Geiselnahme	91

6.3	Sonstige Gewalt	92
6.4	Betreuung nach Gewalterfahrung	93
7.	Betreuung traumatisierter Kinder und Jugendlicher	95
8.	Sonstige Situationen	98
8.1	Umgang mit Schuldgefühlen der Betreuten	98
8.2	Umgang mit suizidalen Patienten	100
8.3	Betreuung in der Öffentlichkeit	106
8.4	Gruppeninterventionen	106
8.5	Betreuung von Zeugen	110
8.6	Großschadenlagen	111
8.7	Eskalationen im privaten Bereich	112
8.8	Telefonische Beratung	114

VII. Auswahl der Mitarbeiter ... **117**
   1. Voraussetzungen ... 117
   2. Vorgespräch ... 118
   3. Theoretische Ausbildung ... 119
   4. Praktische Ausbildung ... 119
   4.1 Hospitation bei Einsätzen ... 120
   4.2 Spezifische Besonderheiten der KIT-Struktur ... 120
   5. Abschluss der Ausbildung ... 120

VIII. Struktur des Dienstes ... **123**
   1. Fahrzeug ... 123
   2. Outfit der Mitarbeiter ... 123
   3. Dokumentation der Einsätze ... 124
   4. Dienstplan ... 125
   5. Übergabe bei Schichtwechsel ... 125
   6. Hintergrunddienst ... 126

IX. Personalverantwortung ... **127**
   1. Fluktuation ... 127
   2. Psychische Hygiene ... 127
   3. Supervision ... 128
   4. Fallbesprechung ... 129
   5. Interne Fortbildung ... 129
   6. Gemeinsame Freizeitaktivitäten ... 130

X. Außenwirkung ... **131**
   1. Öffentlichkeitsarbeit ... 131
   2. Schnittstellenproblematik ... 131
   3. Selbstdarstellung ... 133
   4. Resonanz einer Betreuung ... 133

XI. Zusammenfassung ... **137**

Anhang ... **139**

Literaturverzeichnis ... **143**

Vorwort

»Ein bisschen Trösten kann ja jeder.« Jahrzehntelang prägte diese Formel die Sichtweise und leider auch die Praxis des Rettungsdienstes. Wenn Rettungsdienstmitarbeiter nach den Bedürfnissen einer Familie fragten, in der z.B. eben ein Kind gestorben ist, wurden sie von ihren Ausbildern auf ihren »gesunden Menschenverstand« hingewiesen.

Es gibt nur allzu viele traurige Beispiele dafür, wohin eine Betreuung führen kann, die zwar vom guten Willen, aber nicht von guter Sachkenntnis getragen ist. Beispielsweise werden von vielen Rettungsdienstmitarbeitern nach wie vor in erschreckendem Ausmaß die Auffassungen »Man darf den Angehörigen unter keinen Umständen zumuten, bei der Reanimation eines Patienten anwesend zu sein« oder »Die Hinterbliebenen sollen den Toten so in Erinnerung behalten, wie sie ihn als Lebenden kannten«, vertreten. Inzwischen liegt jedoch als gesicherte Erkenntnis der Psychotraumatologie vor, dass ein Schonen trauernder oder traumatisierter Menschen innerhalb der Betreuung eher ein riskanter Ratgeber ist, auch wenn dieser Gedanke sehr verführerisch ist und von Humanität getragen scheint.

In diesem Buch wird nicht nur dargelegt, dass die herkömmlichen Ansichten nicht dem Bedürfnis der Betroffenen entsprechen. Auch die Gründe dafür werden erläutert. Der Leser erfährt, dass psychotraumatologisch fundierte Empfehlungen für Rettungsdienstmitarbeiter keine beliebigen Behauptungen eines Autors darstellen. Es kann und soll diskutiert werden, was richtig und was falsch ist. Weil Psychotraumatologie kontraintuitiv ist, reicht der »gesunde Menschenverstand« allein dafür nicht aus.

In den letzten Jahren hat sich zunehmend gezeigt, dass die strukturierte und verantwortliche Betreuung akut psychisch traumatisierter und trauernder Menschen kein humanitärer Luxus einer medizinisch-somatisch orientierten Notfallmedizin ist. Immer mehr Rettungsdienstmitarbeiter erkennen, dass die qualifizierte psychotraumatologische Intervention im Rahmen des Einsatzgeschehens integraler Bestandteil des rettungsdienstlichen Auftrags ist. Rettungsdienst wird damit nicht auf eine Vitalfunktionsmechanik reduziert, sondern er behält ein ganzheitliches Menschenbild im Blick.

Während im Rettungsdienst menschliche Körper behandelt und transportiert werden, wird die Psyche bisweilen nicht beachtet. Es sind gerade die Rettungsassistenten und Rettungssanitäter, die diese Reduktion nicht mehr mittragen, denn ihnen ist durchaus bewusst, dass nicht nur die Psyche der Betroffenen und Hinterbliebenen darunter leidet, sondern letztlich auch ihre eigene. Viele Rettungsdienstmitarbeiter wissen, dass von einer psychotraumatologisch fundierten Intervention nicht nur der trauernde oder traumatisierte Mensch profitiert, sondern letztlich und – auf Dauer gesehen – sie selbst.

Wir werden uns auch in Zukunft damit abfinden müssen, dass neun von zehn Reanimationen im Rettungsdienst primär frustran verlaufen. Zu lange wurde außerdem nicht gefragt, wie es denjenigen auf Dauer geht, die in der Ausbildung schwerpunktmäßig lernen, Menschen zu reanimieren und dies in der Praxis nur zu etwa 10% primär erfolgreich umsetzen können. Wer nach dem Abbruch einer frustranen Reanimation nicht einfach von der Einsatzstelle weggeht, sondern versucht, den Hinterbliebenen eine Hilfestellung in dieser schweren Situation zu geben, weiß, dass es dann auch ihm selbst besser geht.

In den letzten Jahren hat sich gezeigt, dass die psychologisch-humanitäre Kompetenz ein wesentlicher Bestandteil des Berufsbildes »Rettungsassistent« geworden ist. Die berufliche Identität des Rettungsassistenten erschöpft sich nicht in seiner wesentlichen Zuordnung als Assistent des (Not-)Arztes. Es gehört nunmehr zum beruflichen Profil des qualifizierten Rettungsassistenten, psychisch traumatisierte und trauernde Menschen in der Akutsituation zu identifizieren und selbst verantwortlich zu intervenieren, um schwere gesundheitliche Folgeschäden nicht nur im körperlichen, sondern auch im seelischen Bereich zu verhindern. Solange der psychotraumatologisch geschulte Rettungsdienstmitarbeiter weiß, wo die eminenten Chancen einer präklinischen Krisenintervention und ihre Grenzen liegen, wird ihm niemand dieses Handlungsfeld streitig machen. Es dient letztlich dem Wohl tausender Menschen jährlich.

Die Voraussetzung für eine Krisenintervention (KIT) liegt darin, dass der Rettungsdienstmitarbeiter die Möglichkeit hat, sich fachlich fundiert und praxisrelevant fortzubilden. Das vorliegende Buch von Carl-Heinz Daschner, einem Rettungsassistenten mit jahrzehntelanger Einsatzerfahrung im großstädtischen Rettungsdienst, garantiert die Praxisnähe. Als Diplom-Sozialpädagoge und ausgewiesener KIT-Experte vermittelt er das nötige Hintergrundwissen, um psychotraumatologisches Handeln im Rettungsdienst zu fundieren und verantwortbar zu machen. Seine langjährige Mitarbeit in der *Krisenintervention im Rettungsdienst* in München, sein Engagement in der Ausbildung von Rettungsdienstmitarbeitern sowie seine wissenschaftliche Auseinandersetzung mit der Thematik qualifizieren ihn als Autor besonders. Dieses Buch ist ein wesentlicher Beitrag zu einer humanitären, psychotraumatologisch begründeten Praxis der präklinischen Notfallmedizin.

A. Müller-Cyran
München, im April 2003

I. Einleitung

Das Wort Krisenintervention heißt übersetzt »engagiertes Hineinkommen (wörtlich: Dazwischenkommen) in eine Krise«. In der ursprünglichen griechischen Bedeutung meint der Terminus »Krise« weniger ein katastrophales Ereignis, sondern er bezeichnet einen Wendepunkt. In der Rückbesinnung auf die alte Wortbedeutung von Krise kommt das zum Tragen, was für die Krisenintervention ein zentrales Anliegen ist: Es geht um die grundlegende Erfahrung, dass ein tragischer Wendepunkt in der Biographie (z.B. der plötzliche Tod einer nahestehenden, geliebten Person oder eine körperlich schadlos überstandene Lebensbedrohung) nicht zum Stillstand oder Ende des eigenen Daseins führt. Unter psychosozialer Krise im Sinne dieses Handbuchs ist eine Konfrontation mit unvorhersehbaren Auswirkungen auf das Leben der Betroffenen zu verstehen. Die daraus folgenden Lebensveränderungen erzeugen Hilflosigkeit und Schrecken und überschreiten oftmals die Grenzen der eigenen Bewältigungsmechanismen. Wem es jedoch gelingt, eine schwere psychosoziale Krise als Wendepunkt zu deuten, der hat eine neue Perspektive gefunden und damit die Voraussetzung für sich geschaffen, sein Leben nach der Krise neu zu gestalten.

Definition von KIT

Somit stellt die Krisenintervention im Rettungsdienst (KIT) eine Unterstützung für die Betroffenen dar. Das prägnanteste Merkmal der KIT ist, dass sie zum frühestmöglichen Zeitpunkt nach der Traumatisierung beginnen muss, um der Weichenstellung hinsichtlich der Bewältigung eines tragischen Ereignisses zu dienen. KIT will den Betroffenen dabei helfen, für sich neue Perspektiven zu erkennen bzw. zu erarbeiten und somit zu einem größtmöglichen Maß an Selbstbestimmung zu finden. Diese Entwicklung gilt es durch eine qualifizierte und strukturierte Betreuung zu initialisieren.

Funktion von KIT

I. Einleitung

Krise

Wenn man jeden somatischen sowie psychischen Notfall als Krise bezeichnen würde, könnte man sozusagen unter der gesamten Notfallmedizin eine Krisenintervention verstehen. Ohne Zweifel stellt die Störung von Vitalfunktionen eine höchst bedrohliche Krise dar. Jedoch wird unter dem Begriff Krise im Kontext dieses Handbuchs ein akutes Ereignis, welches ein psychisches Trauma auszulösen vermag, verstanden.

Trauma

Diese psychische Traumatisierung kann sich dann einstellen, wenn ein Mensch überraschend mit einer Situation konfrontiert wird, die er als lebensbedrohlich erlebt, die außerhalb seiner normalen Erfahrung liegt und für die er somit keine Bewältigungsstrategien hat. Ein Trauma in diesem Sinn kann auch induziert werden, wenn es sich um eine Bedrohung des eigenen Lebens oder das eines nahen Angehörigen handelt. Diese wiederum kann durch Naturereignisse oder durch von Menschen verursachte Katastrophen, Kampfhandlungen, schwere Unfälle, eine Bedrohung durch, bzw. Erfahrung mit Folter, Terrorismus, Vergewaltigung usw. hervorgerufen werden. Im Vordergrund steht dabei stets das subjektive Empfinden einer Person.[1]

KIT und Trauma

Krisenintervention im Rettungsdienst befasst sich mit psychisch traumatisierten Menschen, die aus medizinischer Sicht körperlich primär nicht behandlungspflichtig sind. Durch diese Aufgabenstellung wird deutlich, dass KIT nicht allein einem humanitären Anliegen folgt. KIT ist deshalb mit dieser Prämisse Bestandteil notfallmedizinischer Tätigkeit, weil die Verhinderung schwerer gesundheitlicher Folgeschäden zum Aufgabengebiet der präklinischen Notfallmedizin und damit des Rettungsdienstes gehört.[2]

Ziel dieses Handbuchs ist es, einen Leitfaden mit konkreten und fundierten Handlungsempfehlungen zur Verfügung zu stellen. Die Kriterien dafür basieren auf der reflektierten Erfahrung der Arbeit der KIT München des Arbeiter-

I. Einleitung

Samariter-Bundes (ASB), Kreisverband München, und gehen aus aktuellen Forschungsergebnissen hervor. Auch die Erfahrungen des Autors – welcher selbst in der Praxis und in der Ausbildung tätig ist – mit anderen KIT-Diensten im ganzen Bundesgebiet fließen hier mit ein.

Anmerkungen
1 C. Meyer, 1998.
2 Bayrisches Rettungsdienstgesetz (BayRDG) in der Fassung vom 09.12.97, Art. 2 Abs. 1: Gegenstand der Notfallrettung ist es, Notfallpatienten am Notfallort medizinisch zu versorgen sowie diese unter fachgerechter Betreuung in eine für die weitere Versorgung geeignete Einrichtung zu befördern.
Art. 2 Abs. 3: Notfallpatienten sind Verletzte oder Kranke, die sich in Lebensgefahr befinden oder bei denen schwere gesundheitliche Schäden zu befürchten sind, wenn sie nicht unverzüglich die erforderliche geeignete medizinische Versorgung erhalten.

II. Qualitätskriterien der KIT

Um die Gesamtqualität einer rettungsdienstlichen Krisenintervention zu erhöhen ist es erforderlich, Qualitätskriterien zu definieren. Damit wird der Dienst vergleichbar und das Ergebnis bzw. der Weg dorthin transparent und reproduzierbar. Die Qualitätskriterien sollen folgenden Ansprüchen genügen:

- Fehlervermeidung (an der Quelle)
- Orientierung für Betroffene
- ständige Verbesserung
- Wertschätzung der Mitarbeiter und Mitarbeiterinnen.

Ansprüche

Bezogen auf die Qualität der Arbeit ergibt sich somit folgendes Bild:

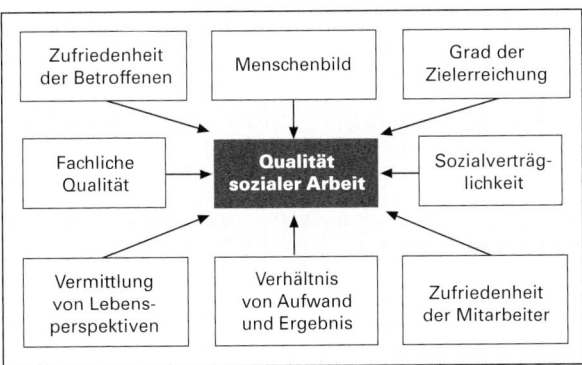

Abb. 1: Qualität sozialer Arbeit

Qualitätsmaßstäbe ergeben sich aus allgemein festgelegten Qualitätskriterien. Diese weisen in Form von Checklisten auf wichtige Dimensionen hin, die bei einem Problem oder Ziel zu bedenken sind. Qualität im Sozial- und Gesundheitsbereich ist stets mehrdimensional. Weil Qua-

Checklisten

II. Qualitätskriterien der KIT

litätskriterien sich gegenseitig ausschließen können, sind in der Regel Güterabwägungen – d.h. die Gewichtung einzelner Kriterien – notwendig.

Definition von Qualität

Um Klarheit zu schaffen ist es hilfreich, den Blick auf die genaue Art und Beschaffenheit von Qualität zu richten. Die Frage, an der sich KIT messen lässt, muss lauten: »Wer macht was für wen mit welchen Mitteln und mit welchem Ergebnis?«

Wer?   **Was?**   **Für wen?**
Qualifizierte Rettungsdienstmitarbeiter und -mitarbeiterinnen leisten an der Einsatzstelle Krisenintervention für psychisch traumatisierte Patienten.

↓

Mit welchen Mitteln?
Es kommen ausschließlich im Rettungsdienst vorhandene Ressourcen zum Einsatz. Dies sind primär Fachwissen, eine positive Grundeinstellung gegenüber Menschen und Empathie. Die Verpflichtung dazu ist in der gesetzlichen Grundlage des Rettungsdienstes festgeschrieben.

↓

Mit welchem Ergebnis?
Die Rettungsdienstmitarbeiter und -mitarbeiterinnen werden ihrer originären Aufgabe, gesundheitliche Folgeschäden zu verhindern, gerecht. Sie sichern sich dadurch eine eigene Feldkompetenz neben anderen Berufsgruppen, mit denen sie zusammenarbeiten.

Abb. 2: Qualitätsmaßstab für KIT

III. Krisenintervention im Rettungsdienst – warum?

Der Rettungsdienst bezieht sich nicht nur auf somatisch verletzte Patientinnen und Patienten, sondern auch auf psychisch traumatisierte Personen. Die kirchliche Seelsorge widmet sich ebenfalls Teilen dieses Arbeitsfeldes. Maßnahmen für Trauernde, die von kirchlichen Trägern angeboten werden, werden von Seelsorge und Notfallseelsorge (NFS) durchgeführt, die Betreuung durch den Rettungsdienst erfolgt durch die Krisenintervention (KIT). Zielgruppe, Einsatzindikationen, psychotraumatologische Grundkenntnisse und Methoden sind bei NFS und KIT in der Regel nahezu identisch.

Seelsorge und Notfallseelsorge

Diese beiden Strukturen unterscheiden sich in ihrer Trägerschaft und ihrem Selbstverständnis. Fragen nach Schuld, Gott und Leid beantworten Seelsorger anders als KITler. Die Notfallseelsorge kann zusätzliche Angebote wie Segnungen, Gebete und eventuell Beichten machen. Darüber hinaus kann sie in vielen Fällen eine Trauerbegleitung über lange Zeiträume und oft auch eine Nachbetreuung anbieten. KIT als rettungsdienstliche Aufgabe und NFS als kirchliches Engagement ergänzen sich zwar, können sich aber keinesfalls gegenseitig ersetzen. Insbesondere die Verhinderung schwerer gesundheitlicher Folgeschäden ist die zentrale Aufgabe des Rettungsdienstes und der präklinischen Notfallmedizin.

Unterschiede

Unter ungünstigen Umständen kann ein schweres psychisches Trauma Krankheitswert erreichen. Um dem vorzubeugen, sind die Rettungsdienstmitarbeiterinnen und -mitarbeiter verpflichtet, psychisch traumatisierte Menschen zu betreuen. Die in diesem Zusammenhang umzusetzenden Maßnahmen gehen weit über eine »Psychische Erste Hilfe« hinaus.[1] Dafür sind in der Notfallmedizin die Wahrnehmung der seelischen Befindlichkeit der Patien-

Vorbeugung von schweren psychischen Traumata

III. Krisenintervention im Rettungsdienst – warum?

ten und die dazu gehörenden psychotraumatologischen Grundkenntnisse erforderlich.

Zielsetzung der KIT

Die rettungsdienstliche Krisenintervention, die innerhalb einer eigenen Struktur tätig wird und ein Paket von Verhaltensregeln und Ausbildungsinhalten besitzt, will weit mehr erreichen als das, was eine psychische erste Hilfe leisten kann. In jedem Rettungsdiensteinsatz ist die Psyche der Notfallpatienten mit einzubeziehen; ein Unterschied zwischen Erster Hilfe und rettungsdienstlicher Maßnahme bleibt bei körperlichen sowie bei psychischen Belangen bestehen.

> *KIT ist Aufgabe des Rettungsdienstes, weil dadurch der orginären Aufgabe der präklinischen Notfallmedizin, nämlich gesundheitliche Folgeschäden zu verhindern, entsprochen wird.*

Notwendigkeit zur KIT: Ein Beispiel

Ein Beispiel soll nun die Notwendigkeit der KIT näher beleuchten: Bei einem Banküberfall verschafft sich ein bewaffneter Räuber Zutritt zum Kassenraum. Dort sind zwei Angestellte (Kassiererin und Kassierer). Der Täter schlägt den Kassierer mit dem Knauf seiner Pistole nieder, welcher daraufhin mit einer Platzwunde am Kopf zu Boden geht und das Bewusstsein verliert. Der Räuber hält der Kassiererin seine Waffe mehrere Minuten lang an Schläfe und Hals, erwirkt die Herausgabe des Geldes und flieht. Als Polizei und Rettungsdienst eintreffen, wird der Kassierer vom Rettungsdienst versorgt und ins Krankenhaus transportiert (Röntgen, Versorgung der Platzwunde, Behandlung der Kopfschmerzen usw.). Für die nächsten Tage wird er arbeitsunfähig geschrieben.

Die Kassiererin macht ihre Aussage und geht nach Hause; sie wird als mögliche Patientin von niemandem wahrgenommen. Die Frau, die alleine lebt, entwickelt in den folgenden Tagen und Wochen massive Angstzustände verbunden mit Schlaflosigkeit und wird von psychosomatischen Beschwerden geplagt. Diese Veränderungen sind Folgen der existenziellen Bedrohung durch den Bankräuber und der dadurch verursachten psychischen Stresssituation.[2] Von den an der Einsatzstelle reichlich anwesenden Einsatzkräften von Polizei und Rettungsdienst fühlte sich für die psychisch traumatisierte, aber körperlich unverletzte Frau niemand zuständig.

Folgen der Bedrohung der körperlichen Integrität

1. Fallbeispiel für eine Krisenintervention im Rettungsdienst

Um einen Eindruck vermitteln zu können, wie eine rettungsdienstliche Krisenintervention verlaufen kann (Anliegen und Vorgehensweise), soll dem Handbuch ein vom Autor dokumentiertes Einsatzbeispiel vorangestellt werden.[3] Es folgt nun eine Betreuungssituation der KIT in München, die in keiner Weise spektakulär ist, sondern den rettungsdienstlichen Alltag beschreibt.

Eine erwachsene Person stirbt auf Grund eines internistischen Geschehens im häuslichen Bereich. Wenige Minuten nach Mitternacht alarmiert die Rettungsleitstelle die KIT über einen Funkempfänger. Der diensthabende KIT-Mitarbeiter befindet sich zu Hause und ruft umgehend nach dem Ansprechen des Alarmempfängers in der integrierten Leitstelle an. Vom Disponenten bekommt er den Einsatzort sowie die Begleitumstände genannt: Der Notarzt hat frustran reanimiert und fordert nun zur Betreuung der Lebensgefährtin des Verstorbenen die KIT an.

Betreuung durch KIT

Es hat sich bewährt, KIT-Einsätze nach Möglichkeit über Telefon von der Leitstelle abzufragen, weil so mehr Raum für zusätzliche Informationen ist und außerdem der Rettungsdienstkanal nicht durch zusätzlichen Funkverkehr belastet wird.

III. Krisenintervention im Rettungsdienst – warum?

Eintreffen am Notfallort

Drei Minuten später meldet sich der KIT-Mitarbeiter aus dem Einsatzfahrzeug bei der Leitstelle mit »unterwegs zum Einsatz«. Nach einer Fahrtdauer von 17 Minuten erreicht er im nächtlichen Straßenverkehr die Einsatzstelle relativ zügig. Bei seinem Eintreffen am Notfallort ist der dem Notarztwagen (NAW) vorab geschickte Rettungswagen (RTW) bereits wieder zu einem neuen Einsatz unterwegs; die NAW-Besatzung wartet das Eintreffen des KIT-Mitarbeiters ab. Dieser begibt sich zur Wohnung des Verstorbenen. An der Eingangstür wird er bereits von einem Rettungsassistenten erwartet und kurz in die Situation eingewiesen:

Übergabe durch NAW-Besatzung

Der 66-jährige Patient klagte nach Angaben seiner 64-jährigen Lebensgefährtin bereits seit dem Mittagessen über retrosternale stechende Schmerzen und Atemnot. Die Hinterbliebene sei an diesem Abend etwas früher ins Bett gegangen, ihr Lebensgefährte habe noch vor dem Fernseher gesessen. Sie sei gegen 23:15 Uhr aufgewacht und habe den Ton des Fernsehers gehört. Sie habe nach ihrem Lebensgefährten gerufen und sei zu ihm gegangen, als dieser nicht antwortete. Sie fand ihn leblos und tief zyanotisch im Fernsehsessel. Die RTW- und NAW-Besatzung reanimierte ca. 20 Minuten lang. Der KIT-Mitarbeiter berichtet nun Folgendes: »Ich gehe in das Wohnzimmer und werfe einen Blick auf den Verstorbenen. Einerseits möchte ich einen Eindruck haben, wer die Person ist, deren Tod die Frau, zu deren Betreuung ich gekommen bin, betrauert. Andererseits vergewissere ich mich, dass

Beseitigung von Reanimationsgegenständen

die Spuren der Reanimation wie Tubus und venöse Zugänge von meinen Kollegen beseitigt wurden und die Leiche sich in einem würdigen Zustand befindet. Später werde ich nämlich der Frau anbieten, noch einmal zum Verstorbenen zu gehen, um sich von ihm zu verabschieden. Nach der orientierenden Einweisung in die Situation gehe ich in die Küche, wo die Hinterbliebene unruhig umhergeht und in Schubladen etwas zu suchen scheint. Der Notarzt sitzt am Tisch und füllt die Todesbescheinigung aus.«

III. Krisenintervention im Rettungsdienst – warum?

> *Das Angebot zum Abschiednehmen vom Toten stellt einen der Standards in der psychischen Betreuung Hinterbliebener durch KIT-Mitarbeiter dar und wird aus Sicht der Psychologie für eine positive Bewältigung der Trauer eindeutig empfohlen.*

»Ich stelle mich der Betroffenen knapp mit den Worten vor: ›Ich bin vom Rettungsdienst und habe jetzt Zeit für Sie.‹ Der Notarzt teilt mir mit, dass er die Todesursache nicht gesichert angeben kann und gemäß der üblichen Vorgehensweise die Polizei verständigt hat. Um die Todesbescheinigung vollständig ausfüllen zu können, braucht er noch die Ausweispapiere des Verstorbenen. Die Hinterbliebene entschuldigt sich dafür, dass sie den Ausweis nicht findet und sucht fahrig und ziellos in der Küche herum. Ich biete meine Hilfe beim Suchen an. Ich frage nach dem Portemonnaie des Verstorbenen, das die Frau sofort greifbar hat. Dort findet sich nun auch der Ausweis. Nach der Beendigung der Formalitäten verlässt der Notarzt die Wohnung, ich bin nun mit der Frau allein.

Todesbescheinigung

Ich setze mich zu ihr, sie wirkt bislang eher beherrscht und kontrolliert. Die Frau beginnt von ihrem Lebensgefährten zu erzählen. Nach einigen Sätzen hält sie inne und schweigt. Nach einer kurzen Zeit des Schweigens frage ich sie nach den Umständen, unter denen ihr Partner gestorben ist. Unter Tränen erzählt sie ausführlich und etwas konfus, was mir einer der Rettungsassistenten des Notarztwagens bereits mitgeteilt hat. Es entwickelt sich ein Gespräch, das inhaltlich von der Klientin bestimmt wird. Oft verläuft es sprunghaft, und es wiederholen sich bestimmte Aspekte oder Fragen. Ich orientiere mich an den Bedürfnissen der Betroffenen und erkläre in einfachen Worten, wofür der ›Schlauch‹ im Mund des Verstorbenen war und dass er nicht selbst wieder geatmet hatte, sondern von einer Maschine beatmet wurde.

Gesprächsverlauf

III. Krisenintervention im Rettungsdienst – warum?

Schuldfrage

Das Thema Schuld steht bald im Raum. Könnte ihr Partner nicht noch am Leben sein, wenn sie mit mehr Nachdruck am Nachmittag auf einen Arztbesuch gedrängt hätte, wenn sie nicht ausgerechnet heute früher ins Bett gegangen wäre, wenn, wenn... Ich versuche ihr die Unabänderlichkeit des Todes nahezubringen.

Trauerprozess

Ich weiß, dass Schuldgefühle bei Hinterbliebenen häufig vorhanden sind, und dass sie den Verlauf der Trauer auf lange Sicht sehr nachhaltig negativ beeinflussen. Ich weiß ebenfalls, dass ich – auch auf Grund meiner Dienstbekleidung – eine gewisse ›offizielle‹ Autorität habe und mein Wort bei der Trauernden ein besonderes Gewicht hat. Und ich weiß um die große Chance, die beginnende Trauer, die vor einigen Minuten eingesetzt hat und sich über die nächsten Wochen und Monate, eventuell Jahre hinziehen wird, mit relativ geringem Aufwand positiv zu beeinflussen.

Eintreffen der Polizei

Mittlerweile ist die uniformierte Polizei eingetroffen. Nach etwa 45 Minuten wird sie von Kollegen der Kriminalpolizei abgelöst. Ich kenne die Kriminalbeamten bereits aus zurückliegenden Einsätzen. Nachdem die Leiche und das Wohnzimmer eingehend von der Polizei untersucht wurden, haben die Beamten keine Einwände, dass die Hinterbliebene zum Verstorbenen geht und in Würde und ohne Zeitdruck Abschied von ihrem Lebensgefährten nehmen kann. Ich erläutere, warum in dieser Situation die Polizei routinemäßig in die Wohnung kommt und grundsätzlich ermittelt. Die Trauernde zeigt Verständnis und begegnet den Polizisten freundlich und hilfsbereit. Nachdem sie Abschied genommen hat, überlege ich gemeinsam mit der Betroffenen, wen sie in dieser Situation bei sich haben möchte.«

Aktivierung sozialer Ressourcen

> *Die Aktivierung niederschwellig zur Verfügung stehender sozialer Ressourcen ist eine weitere zentrale Aufgabe der Intervention.*

»Die Trauernde nennt ihre Tochter, die nicht weit entfernt wohnt. Sie möchte selbst mit der Tochter sprechen, ich bin ihr nur beim Wählen der Telefonnummer behilflich.«

> *In der Betreuung wird grundsätzlich Wert darauf gelegt, betroffene und traumatisierte Menschen nicht übermäßig zu betreuen. Es ist keine Hilfe, wenn ihnen alles abgenommen wird. Wichtig ist, dass die Betroffenen die Erfahrung machen, in dieser schweren Situation selbst aktiv werden zu können.*

Betreuung begrenzt halten

»Die Tochter ist bald verständigt und macht sich ohne Hast auf den Weg, denn sie weiß, dass jemand bis zu ihrem Eintreffen bei ihrer Mutter ist. Einerseits trauert sie um den Verstorbenen, der jedoch nicht ihr leiblicher Vater war. Andererseits weiß sie, dass sie in dieser traurigen Situation eine wesentliche Stütze für ihre Mutter sein kann. Die von mir betreute Frau und ich überlegen nun gemeinsam, was auf sie zukommt und wie der ›Gang der Dinge‹ sein wird. Sie ist in der Lage, die nähere Zukunft ins Auge zu fassen und traut sich zu, sie zu gestalten. Für mich ist dies ein verlässliches Zeichen dafür, dass sie zu den Kräften gefunden hat, die es ihr ermöglichen, trotz der Trauer nicht in chaotischen Eindrücken zu versinken.

Zukunft trotz Trauer

Als die Tochter eintrifft, verabschiede ich mich und gehe. Im Dienstfahrzeug bleibe ich noch einige Minuten sitzen, melde mich anschließend über Funk bei der Leitstelle wieder einsatzklar und fahre nach Hause.«

2. Psychotraumatologie: eine wissenschaftliche Grundlage

Grundlagen der KIT sind Erkenntnisse der Psychotraumatologie. Entstanden ist die Psychotraumatologie ur-

Ursprung

sprünglich aus der Militärpsychiatrie. Dabei geht es um die psychische Traumatisierungen auf Grund von Erlebnissen, die außergewöhnlich belastend sind, unvorhergesehen auf die Betroffenen einwirken und außerhalb der üblichen menschlichen Erfahrung liegen.

Die Weltgesundheitsorganisation (WHO) hat in ihrem internationalen Diagnoseschlüssel in seiner nunmehr zehnten Auflage (ICD-10) [4] drei Diagnosen definiert, deren Kenntnis elementare Voraussetzung ist, um nachvollziehen zu können, was eine KIT leisten kann und was bezweckt werden soll:

Diagnosen der WHO

- akute Belastungsreaktion[5]
- posttraumatische Belastungsstörung[6]
- Anpassungsstörung/pathologische Trauer[7].

2.1 Akute Belastungsreaktion

psychischer Schock

Häufig hört man von Menschen, die in außergewöhnlichen Situationen in einer kaum nachvollziehbaren und inadäquaten Weise reagieren und handeln (z.B. wenn Unverletzte nach einem Verkehrsunfall orientierungslos umherlaufen, sich und andere damit gefährden und oft genug auch die Einsatzkräfte behindern). Sie stehen unter einem psychischen Schock: Bei ihnen läuft ein nicht steuerbares, unbewusstes Notprogramm ab, das sie vor dem Unbewältigbaren schützt. Der Autor hat beispielsweise selbst erlebt, dass ein Mann, dessen Frau sich suizidiert hatte, anfing, in aller Ruhe die Pflanzen im Garten zu gießen. Solche Reaktionen sind psychologisch erklärbar und somit verständlich.

Die WHO definiert die akute Belastungsreaktion als normale physiologische Reaktion auf ein nicht normales, unvorhersehbares Ereignis (ICD-10). Die Symptome sind:

Symptome der akuten Belastungsreaktion

1. Auftreten eines gewöhnlich wechselnden Bildes; Depressionen, Angst, Ärger, Verzweiflung, Überaktivi-

tät und Rückzug folgen dem anfänglichen »Betäubungszustand«,
2. Gereiztheit und Konzentrationsstörungen,
3. Veränderungen im Essverhalten,
4. sich aufzwingende Erinnerungen in Form von Bildern, Geräuschen, Gerüchen und/oder Tastempfindungen,
5. Ein- und Durchschlafstörungen bzw. Alpträume.

Die Symptome treten spätestens mit dem ersten Nachtschlaf, oft aber auch sofort auf. Man kann diese physiologische Erscheinung auf ein außergewöhnliches Ereignis auch als eine Art seelischen Schockzustand beschreiben. Dabei kommt es zu einer Aufspaltung von Kognition und Emotion: Das Gehirn versucht, das Unfassbare nicht ins Bewusstsein dringen zu lassen, weil es die eigenen Bewältigungsstrategien und Handlungsmuster überfordert. Die akute Belastungsreaktion erreicht ihre symptomatische Spitze oft erst nach einigen Tagen und klingt in der Regel nach spätestens vier Wochen spontan ab. Unter ungünstigen Voraussetzungen kann sie jedoch chronisch werden und eine psychische Krankheit nach sich ziehen.

Auftreten der Symptome

Akute Belastungsreaktion
Eine akute Belastungsreaktion ist keine Krankheit, sondern eine normale physiologische Reaktion auf ein außergewöhnliches Ereignis. Sie sagt nichts über die entsprechende Person, sondern über das erlebte Ereignis aus. Sie klingt spontan nach maximal vier Wochen ab. Ihre Hauptsymptome sind:
- *sich aufzwingende Wiedererinnerungen in Form von Gerüchen, Geräuschen, Tastempfindungen und Bildern*
- *Ein- und Durchschlafstörungen, Alpträume*
- *Befindlichkeitsstörungen und Übererregtheit.*

2.2 Posttraumatische Belastungsstörung

Die posttraumatische Belastungsstörung ist eine Krankheit, die sich nicht unbedingt entwickeln muss. Wenn es jedoch dazu kommt, hat sie Folgen, die das soziale Umfeld des Erkrankten und ihn selbst maximal belasten. KIT dient primär der Prävention dieser schweren Störung.

Folgen von PTBS

Die posttraumatische Belastungsstörung (PTBS)[8] oder (PTSD)[9] kann Krankheitswert erreichen und die Biographie der erkrankten Person radikal ändern. Untersuchungen kommen zu dem Ergebnis, dass 30 bis 50% aller Menschen, die traumatische Erfahrungen in diesem Sinn machen mussten, später Symptome eines psychischen Traumas zeigen. Ein Prozent der Bevölkerung leidet unter einer Posttraumatischen Belastungsstörung.[10] Diese wird in der Regel nicht diagnostiziert, weil die Kausalität zum auslösenden Ereignis nicht erkannt wird.

Diagnosestellung

Ein Teil der Symptome entspricht denen der akuten Belastungsreaktion. Eine richtige Diagnosestellung ist häufig schwierig, weil sie – laut ICD-10 – frühestens nach einem Monat aber auch bis zu einem halben Jahr nach dem auslösenden Trauma möglich ist. Dabei wird der originäre Zusammenhang zum auslösenden Ereignis häufig nicht gesehen, was dann zur Folge hat, dass die Symptome und die psychosomatischen Folgeerkrankungen fehlinterpretiert werden. Diese Krankheit kann jeden treffen, der mit einem entsprechenden Ereignis konfrontiert wird.

Beispiel

Ein Ehemann beispielsweise, der während des Frühstücks von einer Sekunde auf die nächste miterleben muss, wie seine Frau schlagartig zwischen Leben und Tod schwebt, weil diese einen Herzinfarkt erlitten hat, der zu einem Kreislaufstillstand führt, wird diese Situation nie mehr vergessen. In der Realität kann das folgendermaßen aussehen: Die vom Herzinfarkt betroffene Person sackt zusammen und wird bewusstlos. Der anwesende Ehepartner nimmt intuitiv wahr, dass es jetzt um Leben und Tod geht. Nach einigen Sekunden der völligen Erstarrung alarmiert

III. Krisenintervention im Rettungsdienst – warum?

er den Rettungsdienst. Bald darauf ›stürmen‹ zwei bis drei Rettungsassistenten in die Wohnung und fangen mit Wiederbelebungsmaßnahmen an. Kurz darauf trifft eine Notarztwagenbesatzung ein und die Maßnahmen werden intensiviert (Herzdruckmassage, elektrische Defibrillation, venöse Zugänge, künstliche Beatmung, Medikamentengabe etc.). Nach vielleicht einer knappen Stunde wird dem Ehepartner eröffnet, dass seine Frau jetzt tot ist und dass man ihr nicht mehr helfen konnte. Er muss nun Angaben zur Krankenkasse u.v.a. machen und den Personalausweis der Verstorbenen herbeischaffen. Dann wird ihm noch erläutert, dass man, weil die Todesursache nicht sicher ist, die Polizei verständigt hat, dass aber jetzt das Rettungsdienstpersonal selbst wieder gehen müsse (»Tut uns leid, auf Wiedersehen.«). {Eintreffen des RD}

Anschließend kommt ein Streifenwagen mit zwei uniformierten Polizisten, die noch einmal die gleichen Fragen stellen und mitteilen, dass sie nur zur Beweissicherung da sind, bis die Kriminalpolizei eintrifft. Diese kommt dann auch in Gestalt zweier mit Pistolen bewehrter dezenter Herrschaften in Zivilkleidung. Die Kriminalbeamten bitten darum, mit der Verstorbenen alleine sein zu dürfen, weil sie Untersuchungen vornehmen und fotografieren müssen. Anschließend stellen sie Fragen und erklären, dass bald ein Bestattungsunternehmen kommen und den Leichnam mitnehmen wird. Wenn die Leiche vom Institut für Rechtsmedizin freigegeben ist, soll sich der Witwer um die Trauerfeier kümmern. Nach vielleicht zwei bis drei Stunden kommen dann drei Personen von einem Bestattungsinstitut und nehmen die Ehefrau mit. Gleich darauf verabschieden sich die beiden Beamten von der Kriminalpolizei und der Witwer bleibt alleine zurück. {Eintreffen von Polizei}

Diese Schilderung wirkt makaber und pietätlos, ist aber nur ein Beispiel für das, was in München sieben- bis achtmal täglich passiert. Sie soll illustrieren, was es heißt, Hilflosigkeit und Chaos zu erleben.

III. Krisenintervention im Rettungsdienst – warum?

Eine posttraumatische Belastungsstörung kann durch psychologische und physiologische Tests eindeutig diagnostiziert werden. Die Symptome laut ICD-10 sind folgende:

Symptome von PTBS

- eine um Wochen oder Monate verzögerte Reaktion auf eine Belastung, welche bei fast jeder exponierten Person tiefe Verzweiflung hervorrufen würde,
- ein wiederholtes Erleben des Traumas in unwillkürlichen Erinnerungen oder Träumen, meist vor dem Hintergrund emotionaler Taubheit oder Abstumpfung,
- Gleichgültigkeit, Teilnahmslosigkeit, Freudlosigkeit oder Vermeidung von Situationen, die Erinnerungen an das Trauma wachrufen könnten,
- Zustand vegetativer Übererregbarkeit mit Vigilanzsteigerung; übermäßige Schreckhaftigkeit,
- Ein- und Durchschlafstörungen, Alpträume,
- Flashbacks.

Flashbacks

Flashbacks sind unfreiwillige Rückerinnerungen, die in einer enormen Massivität eintreten können und die das traumatische Erlebnis so stark wiederbeleben, als würde es gerade geschehen. Diese – auch Nachhallerinnerungen genannten – Phänomene treten bevorzugt in Ruhepausen oder durch bestimmte Auslöser auf. Letztere können zeitlich so weit entfernt von der Traumatisierung liegen, dass es schwerfällt, eine Verbindung herzustellen. Alpträume bestehen häufig aus diesen Erinnerungen. Lernvorgänge können erheblich eingeschränkt und in Bezug auf das Trauma sogar unmöglich werden. Das heißt, dass z.B. eine ehemalige Bankraubgeisel bei jedem Betreten einer Bank sicher erwartet, wieder zur Geisel zu werden. Ein noch so häufiges Üben dieser Situation hat keinen oder nur einen geringen Lernerfolg.

weitere Folgen

Im weiteren Verlauf einer PTBS kommt es oft zu Suchterkrankungen, dem Auseinanderbrechen sozialer Beziehungen, einer Arbeitsunfähigkeit und sogar zu Suizidalität. Die Erkrankten werden sozial entwurzelt.

> ***Posttraumatische Belastungsstörung (PTBS)*** *Definition von PTBS*
> *PTBS ist eine schwere neurologische/psychische Erkrankung, die das Leben der erkrankten Person radikal ändert.*
> *Ihre Hauptsymptome sind:*
> - *eine um Wochen oder Monate verzögerte Reaktion auf die außergewöhnliche Belastung*
> - *wiederholtes Erleben des Traumas*
> - *Gefühl der Unentrinnbarkeit*
> - *vegetative Übererregbarkeit, Panikattacken*
> - *psychosomatische Erkrankungen*
> - *Suchtverhalten*
> - *Vermeidungsstrategien*
> - *Perspektivlosigkeit, soziale Isolation.*

2.3 Pathologische Trauer

Die pathologische Trauer gilt als psychiatrisches Krankheitsbild.[11] Die Entstehung eines solchen Krankheitsbildes kann im Gegensatz zur PTBS und akuter Belastungsreaktion nicht jeden treffen, sondern sie hängt von der persönlichen Disposition der Patienten und den Bewältigungsstrategien sowie von der Schwere des Ereignisses ab.

psychiatrisches Krankheitsbild

Trauer ist ein komplexes Reaktionsmuster, das vielfältige psychologische und physiologische Symptome einschließt und extrem belastend ist. Bei der Trauerarbeit geht es darum, die Irreversibilität des Verlustes und den Schmerz anzunehmen sowie eine allmähliche Anpassung an die veränderten Lebensumstände zu versuchen und schließlich frei für neue Bindungen zu werden. Zunächst soll kurz auf die Symptome der ›normalen‹ Trauer eingegangen werden:

Trauer

- Depressionen
- Appetitlosigkeit/Gewichtsabnahme
- Schlafstörungen

Symptome ›normaler‹ Trauer

- Aggression/Wut
- Schuldgefühle (in Bezug auf das, was man zum Zeitpunkt des Todes gemacht oder nicht gemacht hat).

Diese Symptome können sich von Anfang an zeigen, selten beginnen sie nach mehr als zwei Monaten. Sie sollten nicht länger als ein bis maximal drei Jahre andauern. Trauer verläuft nicht in vorgeschriebenen Bahnen, sondern hat viele Gesichter; sie kann sich mal in Weinen, mal in Zurückhaltung ausdrücken.

pathologische Trauer

Trauerarbeit ist ein mühsamer und schmerzlicher Prozess der Ablösung. Es besteht die Möglichkeit, dass der Trauerprozess fehlläuft und in Depressionen, psychosomatische Krankheiten oder andere psychische Probleme mündet. Ist das der Fall, spricht man von der sogenannten pathologischen Trauer. Sie ist an folgenden Symptomen erkennbar:

- stark reduziertes Selbstwertgefühl
- lang anhaltende, ausgeprägte Leistungsminderung
- Genuss- bzw. Suchtmittelabusus
- autoaggressives Verhalten
- stark anhaltende Vernachlässigung sozialer Beziehungen.

Ausprägung der pathologischen Trauer

Folgende Faktoren begünstigen eine Ausprägung der pathologischen Trauer:

- Elemente der ›normalen‹ Trauer, wenn sie übermäßig lange oder übermäßig intensiv auftreten,
- andere schmerzliche Verluste, die nicht adäquat verarbeitet wurden (Dekompensation),
- ungünstige Konzepte oder soziale Modelle für Trauerverhalten (z.B. Alkohol oder das ›Sich-Zusammenreißen‹ und ›Stark-Sein‹),
- keine soziale Unterstützung,
- besondere Todesumstände (Verlust mehrerer Personen gleichzeitig oder Suizid).

III. Krisenintervention im Rettungsdienst – warum?

Trauer ist eine notwendige Reaktion auf einen persönlichen Verlust, welche hilft, diesen zu verarbeiten. Ziel und Sinn ist es, sich auf das Leben und die sozialen Beziehungen zu anderen Menschen wieder neu einzulassen. KIT will dahingehend eine adäquate Trauerreaktion initiieren.

Verarbeitung eines persönlichen Verlustes

Um einen Verlust zu verarbeiten sind Gespräche, die empathische Zuwendung oder die Möglichkeit, Gefühle wie Schuld oder Zorn auszudrücken, äußerst hilfreich. Das Abschiednehmen von der verstorbenen Person, um das Unbegreifliche begreifbar zu machen, nimmt dabei einen wichtigen Stellenwert ein.[12] Die Verabschiedung eines Verstorbenen ist durch die Bestattungszeremonie ritualisiert, was – unabhängig vom Kulturkreis – ein wichtiger Akt ist, um der Trauer ihren Platz zukommen zu lassen. Für die KIT stellt sich die Frage bereits Tage früher. Kein Zeitpunkt ist günstiger als der frühestmögliche, um eine Trauerreaktion in Gang zu bringen. Der Rettungsdienst ist hierbei besonders gefordert, um mögliche gesundheitliche Folgeschäden zu verhindern:

Abschiednehmen

> *»Auch eine pathologisch verlaufende Trauerreaktion kann weitreichende und schwerwiegende Konsequenzen für die Lebensqualität betroffener Menschen haben. Im Sinne einer Prävention psychischer Traumatisierungen und der pathologischen Trauerreaktion stellt die Einleitung der Trauerarbeit bei Hinterbliebenen keinen verzichtbaren Luxus dar, den Psychologen oder Seelsorger auf Grund ihres subjektiven, vom Rettungsdienst nicht notwendig geteilten Weltbildes einfordern. Eine verantwortete Praxis der präklinischen Notfallmedizin nimmt die psychische Verfassung von Notfallpatienten und Angehörigen bzw. Hinterbliebenen in den Blick. Mit angemessenen, den begrenzten präklinischen Ressourcen entsprechenden und effektiven, keinesfalls beliebigen Maßnahmen können psychische Traumatisie-*

Einleitung von Trauerarbeit

rungen und der Verlauf der Trauerreaktion (...) am Einsatzort positiv beeinflusst werden. Die Entscheidung zum Abbruch der Reanimation impliziert die Zuwendung zu Hinterbliebenen. Die Rettungsdienstmitarbeiter sind für die psychische Betreuung keineswegs nur auf ihre Intuition und ihr Einfühlungsvermögen angewiesen. Auch wenn psychische Traumatisierung und Trauer individuell unterschiedlich erlebt und ausgedrückt werden, kann man für die Betreuung auf gesicherte Erkenntnisse und Empfehlungen der Psychotraumatologie zurückgreifen. Diese ersetzen nicht Intuition und Einfühlungsvermögen, sondern führen zu einer verantwortlichen Praxis im Umgang mit Traumatisierten und Trauernden (...).

Mit dem Hinweis auf eine größtmögliche ›Schonung‹ der Hinterbliebenen werden immer wieder mit gutem Willen schwere Fehler im Umgang mit Trauernden begangen. Es werden kurz einige Vorschläge für eine gelungene Einleitung der Trauerarbeit genannt (...).

1. *Machen Sie unmissverständlich deutlich, dass der Patient verstorben ist. Formulierungen wie »der Patient hat auf die Reanimation nicht angesprochen« werden von Laien in ihrer eigentlichen Tragweite falsch gedeutet oder nicht verstanden.*
2. *Der Ausdruck von »herzlichem Beileid« wirkt dort floskelhaft, wo keinerlei Beziehung zum verstorbenen Patienten und seinen Hinterbliebenen bestand. Gerade in der Notfallmedizin kennen die Einsatzkräfte den Patienten nur in seltenen Fällen. Für Menschen, die erst langsam den Tod mit seiner Endgültigkeit realisieren müssen, wirken Floskeln irritierend und schaffen Distanz. Authentisch könnte z.B. der Satz sein: »Es tut mir/uns leid, wir haben ihrem Mann nicht mehr helfen können«.*
3. *Erklären Sie, wenn Sie gefragt werden, den Ablauf der Reanimation bzw. einzelne Maßnahmen in verständlichen Worten (...).*

4. *Bieten Sie an, vom Toten Abschied zu nehmen. Die* — Abschied vom Toten
   Formulierung »behalten Sie den Toten so in Erinnerung, wie Sie ihn lebend kannten« mag zunächst wohltuend klingen. Befragungen von Trauernden kommen jedoch eindeutig zum gegenteiligen Ergebnis: wer das Angebot hatte, vom Toten Abschied zu nehmen und dieses Angebot genutzt hat, bewältigt den Verlust besser (...). Eine erste wichtige Phase der Trauer besteht in der Realisation des Todes. Der Tod wird dann realisiert, wenn er als solcher eindeutig mitgeteilt wird und wenn der Tote ›begreifbar‹ ist.
5. *Die Gabe von Diazepam (Valium)*[13] *wird von vielen Trauernden retrospektiv als negativ gewertet; Diazepam verlängert und verstärkt die Symptome der akuten Belastungsreaktion.*
6. *Beziehen Sie niederschwellig zur Verfügung stehende* — soziale Ressourcen
   soziale Ressourcen in die unmittelbare Betreuung ein. Lassen Sie Trauernde nicht alleine zurück, sondern überlegen Sie gemeinsam mit der/dem Trauernden, wen sie/er in dieser Situation bei sich haben möchte (...). Verweisen Sie gegebenenfalls auf professionelle psychosoziale Beratungsstellen.«[14]

Pathologische Trauer
Pathologische Trauer ist ein psychiatrisches Krankheitsbild, welches sich dann entwickelt, wenn der ›normale‹ Trauerprozess fehl läuft.
Ihre Hauptsymptome sind:
- *anhaltende Schuldgefühle und Gefühl der Wertlosigkeit*
- *ausgeprägte Leistungsminderung über einen langen Zeitraum*
- *anhaltende soziale Isolation.*

3. Physiologisches Korrelat: der Zusammenhang von psychischer Traumatisierung und Hirnphysiologie

Auswirkungen von posttraumatischen Erkrankungen

Posttraumatische Erkrankungen (insbesondere PTBS) sind nicht nur durch Verhaltensänderungen und subjektiv empfundenes Leiden gekennzeichnet, sondern haben ebenfalls Auswirkungen auf hirnorganische Vorgänge. Die prophylaktische Wirkung der Krisenintervention als Akutdienst wird später noch ausführlich beschrieben und besteht zusammenfassend darin, das Unfassbare fassbar zu machen und für die Sprachlosigkeit eine Sprache zu finden. Eine Sprache, die es ermöglicht, das Ereignis in das eventuell neu zu gestaltende Lebenskonzept zu integrieren.

Symptome von Dauerstress – wie beispielsweise veränderter Hautwiderstand, Verdauungsstörungen, erhöhter Puls, erhöhte Nebennierenrindenfunktion mit vermehrter Ausschüttung von Katecholaminen und Cortisol – sind physiologisch messbar. Bei den Betroffenen sind außerdem Vermeidungsstrategien und kontraphobische Bewältigungsversuche zu beobachten. Depressive Verstimmungen und erhöhte Suizidalität, Veränderungen des Verhaltens in allen Lebensbereichen und eine verkürzte persönliche Zukunftsperspektive werden ebenfalls häufig als mögliche Auswirkungen genannt.

Als Kernaussage gilt: Die posttraumatische Belastungsstörung stellt eine neurologische Erkrankung infolge von Erlebnissen dar, welche außerhalb des normalen menschlichen Erlebens stehen. Verlauf, Intensität und Behandlungserfolg sind unter anderem davon geprägt, wann und ob eine Betreuung/Therapie einsetzt.

Definition »psychisches Trauma«

Ein psychisches Trauma resultiert aus einer Überforderung durch eine beim gegebenen Entwicklungsstand nicht zu bewältigende Erfahrung, der ein Mensch hilflos, wehrlos und unentrinnbar ausgeliefert ist und für die er somit keine Bewältigungsstrategien besitzt.

III. Krisenintervention im Rettungsdienst – warum?

Eine potenziell traumatisierende Situation wird von verschiedenen Beteiligten unterschiedlich verarbeitet, und zwar je nach:

Verarbeitung von traumatisierenden Ereignissen

- der Rolle im Geschehen
- dem Grad der körperlichen Verletzung
- den existenziellen Folgen
- der Beziehung zu Getöteten oder Verletzten
- dem Grad der Stigmatisierung
- Differenz zwischen Selbstbild und Außenwirkung.

Aus der Aufzählung wird ersichtlich, dass der Grad, zu dem die Bedingungen erfüllt werden, bei jeder Person unterschiedlich ist. Bei Kindern liegt die Schwelle zur Traumatisierung niedriger als bei Erwachsenen. Diesem Punkt wird in der Ausbildung und im Betreuungskonzept der Krisenintervention Rechnung getragen.

Das menschliche Bewusstsein hält den Zustand von Ohnmacht nicht aus. Demzufolge muss die Handlungskompetenz des Betroffenen mindestens genauso hoch sein wie die Anforderungen. Wir sind also ständig darum bemüht, uns auf der Handlungsebene zu halten und das entweder durch die Erweiterung der eigenen Fähigkeiten (oft nur in der Vorstellung) oder durch eine nach unten gerichtete Nivellierung der Anforderungen.[15] Um die Handlungskompetenz zu erhöhen oder – anders gesagt – um auf die Handlungsebene zu kommen, bedient sich das Bewusstsein noch einiger anderer ›Tricks‹. Wiederholt ein traumatisierter Mensch die Szenerie, bei der er traumatisiert wurde, dann scheint es im Ermessen dieser Person zu liegen, das Erlebte zu steuern. Neuroimaginationsforschungen[16] lassen den eindeutigen Schluss zu, dass die Verarbeitung von Reizen bei Menschen mit einer PTBS erheblich gestört ist.

Handlungskompetenz

Im Normalzustand nimmt ein Mensch ständig eine große Anzahl von Reizen auf und verarbeitet sie. Dies geschieht

Wahrnehmung von Reizen

generell auf verschiedenen Ebenen: Sehen, Riechen, Hören, Schmecken, Tasten, Körperempfindungen, Gefühle, Verhalten und Kognition sind in Ruhe und im Wachzustand bei der Aufbereitung und Bearbeitung von Reizen für die Erinnerung tätig.

Reizverarbeitung

Die Reize gehen zunächst in die rechte Hirnhälfte, wo sie – mit emotionaler Bewertung versehen – über eine Brücke, die die beiden Hemisphären miteinander verbindet, in die linke Hirnhälfte gelangen (gilt für Rechtshänder, bei Linkshänder ist es umgekehrt). Dort werden die Reize kategorisiert und verbalisiert. Sind die Reize ihrer Bedeutung gemäß ›verpackt‹, gehen sie in die Erinnerung ein. Von dort sind sie dann mehr oder weniger abrufbar.

Nimmt die Quantität und/oder die Qualität der Reize immer mehr zu, beginnen die Eindrücke zu fragmentieren. Durch den Stress, der durch Überforderung ausgelöst wurde, kommt es zu inadäquatem Verhalten, was auf eine mangelhafte Verarbeitung hinweist (vgl. Kap. III. 2.1 Akute Belastungsreaktion).

gestörte Verarbeitung von Reizen

Wird die Belastung durch Reize noch weiter erhöht, ist die Brücke der beiden Hirnhälften für Informationen nicht mehr passierbar. Die Fragmente des traumatisierenden Erlebnisses – inklusive der emotionalen, nicht verarbeiteten Aspekte – bleiben somit in der rechten Hemisphäre permanent präsent. Sie stürmen von allen Sinnen sensorisch auf das Gehirn ein und behindern zukünftig einen Konditionierungsprozess sowie die erneute Verarbeitung von Reizen.

Dauerstress

Der betroffene Mensch bleibt kontinuierlich im Dauerstress und ist größtenteils unfähig, Reize, die mit dem traumatischen Ereignis in Zusammenhang gebracht werden, zu verarbeiten. Dabei wird er permanent von sich aufdrängenden Nachhallerinnerungen sowie Emotionen überschwemmt und dadurch oft zusätzlich stigmatisiert. Durch das Vermeidungsverhalten von Freunden fühlt er sich verlassen. Das Trauma nimmt seinen Lauf.

III. Krisenintervention im Rettungsdienst – warum?

Die Person kann vielleicht die sensorischen Elemente der traumatischen Erfahrung fühlen, sehen oder hören, ist aber eventuell nicht in der Lage, dieses Erlebnis in eine verständliche Sprache zu übersetzen. Opfer können neben ihren traumatischen Erinnerungen unter einem sprachlosen Terror leiden, während sie gleichzeitig buchstäblich »ohne Bezug zu ihren Gefühlen« sind. Physiologisch können sie so reagieren, als ob sie erneut traumatisiert werden, dies kann aber von subjektiver Erfahrung dissoziiert werden. *Sprachlosigkeit*

Die hier dargestellte Forschung zeigt, dass traumatische Erinnerungen als sensorische und emotionale Repräsentationen nur mit eingeschränkter Ausdrucksfähigkeit in kommunikativer Sprache wiederbelebt werden. Das Unvermögen, Informationen symbolisch zu verarbeiten – eine Voraussetzung für die angemessene Kategorisierung und Integration zu anderen Erfahrungen – scheint für die Pathologie von PTBS der zentrale Punkt zu sein. *Fazit*

Anmerkungen

1 Siehe F. Lasogga, B. Gasch, 1997.
2 Psychologie Heute, Heft 8/95, S 20 ff.
3 Vgl. Daschner, Rettungsdienst 4/97, S 17 ff.
4 International Classification of Diseases (internationaler Diagnoseschlüssel der WHO).
5 WHO: ICD-10 F43.0.
6 WHO: ICD-10 F43.1.
7 WHO: ICD-10 F43.2.
8 PTBS: Posttraumatische Belastungsstörung.
9 PTSD: Post Traumatic Stress Disorder.
10 Butollo et al., 1999, S 66 ff.
11 Siehe ICD-10, F43.2 (Anpassungsstörung).
12 Kast, 1992, S 79 und 84 ff.
13 Sedativa sind Beruhigungsmittel/Psychopharmaka, die relativ unspezifisch eine dämpfende Wirkung auf Funktionen des zentralen Nervensystems (ZNS) haben.
14 Müller-Cyran, 1996, S 44.
15 van der Kolk, 1996, S 64.
16 van der Kolk, 1995, S 19 ff.

IV. KIT konkret: eine Übersicht

Die Krisenintervention im Rettungsdienst ist eine Struktur, die es sich zur Aufgabe gemacht hat, als integraler Bestandteil des bestehenden Rettungsdienstes psychisch traumatisierte Patienten im Sinne eines Akutdienstes ambulant zu betreuen.

Akutdienst

Dort, wo der Rettungsdienst zum Einsatz kommt, hat man es nicht nur mit Verletzten oder Kranken zu tun, sondern auch sehr häufig mit direkt betroffenen Angehörigen oder Zeugen. Diese können durch das Ereignis traumatisiert sein, weil sie sich bei seinem Eintreten in ihrer körperlichen Integrität bedroht sahen oder weil sie durch persönliche Betroffenheit mit einem Ereignis konfrontiert wurden, das zum einen völlig unerwartet und unvorstellbar war, zum anderen die normale menschliche Erfahrung überstieg. Was kann KIT in diesem Kontext leisten?

Bei einem Einsatz fühlt sich niemand der anwesenden Rettungskräfte in erster Linie für die körperlich unverletzten Betroffenen zuständig. Die KIT-Mitarbeiter sind, wenn keine funktionierende Notfallseelsorge zur Verfügung steht oder diese nicht greift, die ersten, die allein zum Zweck der Betreuung gerufen werden. Gleich bei ihrem Eintreffen signalisieren sie, dass sie ausreichend Zeit zur Verfügung haben, um kontinuierlich bei den zu Betreuenden zu bleiben. Es ist ein Fehler, als KIT-Mitarbeiter diesen Auftrag nicht zu erfüllen und an der Einsatzstelle nach der Kontaktaufnahme mit den Klienten die geforderte Kontinuität nicht einzuhalten.

Betreuung

Es wird sehr bald nach Beginn der Betreuung versucht, Ruhe auszustrahlen, Ansprechpartner zu sein und das Geschehen zu strukturieren. Diese Intention muss für alle Mitarbeiter einer KIT mit fundierter medizinischer Fachkompetenz und rettungsdienstlicher Erfahrung verbunden sein. Eines der geforderten Qualitätskriterien ist somit ein ausreichendes Fachwissen sowie ein gewisses Maß an Berufserfahrung im

Ansprechpartner

Rettungsdienst (vgl. Kap. VII. Auswahl der Mitarbeiter). Nur so ist gewährleistet, dass z.b. Fragen, die die näheren Umstände und die notfallmäßig angewandten Techniken einer Reanimation betreffen, erläutert werden können.

Brücken- Um eine adäquate Trauerarbeit zu initiieren, ist es hilf-
funktion reich, die Angehörigen zu ermutigen, sich – soweit dies möglich ist – vom Verstorbenen zu verabschieden. Ferner ist es Bestandteil jeder Intervention, niederschwellige soziale Ressourcen der Betroffenen zu aktivieren und die rettungsdienstimmanente Aufgabe der Brückenfunktion zu gewährleisten (vgl. Kap. IV. 2. Brückenfunktion).

1. Einsatzindikationen für KIT

Betreuungs- Die Krisenintervention im Rettungsdienst ist ein Angebot
bereiche bei folgenden Indikationen und Situationen:

- Hinterbliebene und Angehörige nach Exitus eines Erwachsenen im häuslichen Bereich bei besonderen sozialen Verhältnissen,
- Hinterbliebene nach Suizid/Suizidversuch eines Angehörigen,
- Hinterbliebene nach Tod eine Kindes,
- Betreuung von Lokführerinnen und Lokführern nach Unfällen mit Personenschäden,
- Opfer von Gewalttaten,
- Überbringen einer Todesnachricht,
- Betreuungen in der Öffentlichkeit,
- sonstige: (beispielsweise telefonische Beratungen nach Evakuierungen bei Bränden).

2. Brückenfunktion

Es wäre vermessen zu glauben, dass nach einer perfekten rettungsdienstlichen Krisenintervention die Bewältigung ohne weitere Hilfsangebote gelingt. Analog zum Rettungsdienst muss KIT sich als ein Sonderdienst verstehen, der – wie in der präklinischen Notfallmedizin üblich und vom Gesetzgeber gefordert (Bayrisches Rettungsdienstgesetz Art. 2, Abs. 1 und 3) – Patienten nach einer Erstversorgung einer geeigneten Weiterbehandlung zuführt. Wenn KIT als ›Erste Hilfe für die Seele‹ zu verstehen ist, so muss eine weitere, professionelle Hilfe folgen.

KIT als Sonderdienst

Ein Qualitätskriterium liegt darin, wie fundiert und qualifiziert die Brückenfunktion wahrgenommen wird und in welchem Maß sie trägt.

Für jede Indikation und für jeden sozialen Kontext muss versucht werden, eine geeignete Anlaufstelle zu finden. Die Selbsthilfegruppen, Beratungsstellen, Fachkliniken und sonstigen in Frage kommenden Zusammenhänge sind informativ jeder KIT-Einsatzkraft zugänglich zu machen und

geeignete Anlaufstellen finden

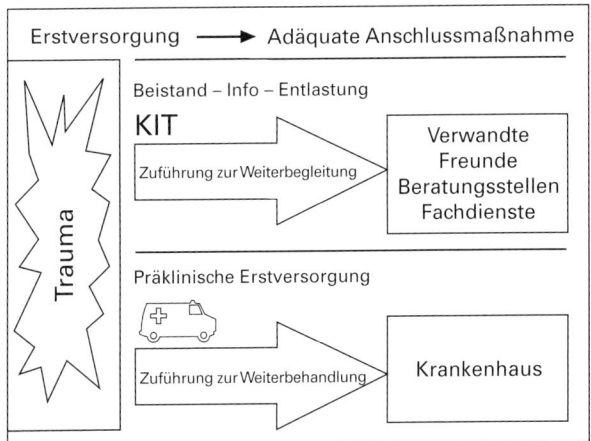

Abb. 1: Brückenfunktion des Rettungsdienstes

Teil der Standardausbildung. Sie sind in einem Verzeichnis zusammenzufassen. Es werden nur Einrichtungen aufgenommen, deren inhaltliches Arbeitskonzept der KIT-Struktur bekannt und die mit dem KIT-immanenten Ansatz kompatibel sind.

3. Kontraindikationen

Grenzen der KIT

Das Konzept KIT stößt auch an Grenzen. Immer dann, wenn andere (hoheitliche) Aufgaben – z.b. die polizeiliche Ermittlungsarbeit – tangiert werden oder die KIT-Mitarbeiter auf Grund ihrer Qualifikation überfordert sind, muss die rettungsdienstliche Krisenintervention anderen Spezialisten Vorrang gewähren.

- Jede Form von Psychotherapie kann von Rettungsdienstpersonal nicht geleistet werden. Dies ist weder Teil des KIT-Konzeptes noch ist es möglich, dieser Aufgabe im Rahmen des gewählten Settings gerecht zu werden.
- Jede Einbindung in die Strafverfolgungsarbeit muss unterbleiben, um das Vertrauensverhältnis gegenüber den Klienten nicht zu gefährden.

Vorrang der notfallmedizinischen Versorgung

- Um Missverständnissen vorzubeugen ist sicherzustellen, dass jede primäre notfallmedizinische Versorgung, die die physische Gesundheit betrifft, Vorrang vor der Krisenintervention hat.
- Patienten, bei denen eine psychische Erkrankung im Vordergrund steht, können von der Krisenintervention im Rettungsdienst nicht versorgt werden, weil dies im Rahmen der rettungsdienstlichen Arbeit nicht sinnvoll möglich ist. Jede Form von Therapie ist in diesem Setting auf Grund der Struktur und Qualifikation nicht zu leisten. Häufig wird man das erst merken, wenn die Betreuung begonnen hat. Für diese Fälle ist innerhalb

der gesteckten Grenzen eine adäquate weitere Betreuung zu empfehlen oder zu veranlassen.
- Menschen, bei denen eine Suchterkrankung der Grund war, die KIT zu alarmieren, können ebenfalls nicht betreut werden. Handelt es sich dabei um eine Drogensucht, bei der die Patienten unter dem Einfluss des Suchtmittels stehen, so ist eine psychische Betreuung auf Grund der reduzierten kognitiven Fähigkeiten kaum möglich. Bei Personen mit anderen Suchterkrankungen ist eine adäquate Arbeit ebenfalls nicht durch Krisenintervention zu leisten, weil in diesem Konzept, welches sich als integraler Bestandteil des Rettungsdienstes versteht, keine therapeutische Arbeit geleistet werden kann.

Suchterkrankungen

- Polizeiliche Ermittlungstätigkeit steht grundsätzlich nicht im Widerspruch zur Krisenintervention; allerdings stößt das Konzept an Grenzen, wenn die Strafverfolgungspflicht der Beamten den Zugang zu einer verdächtigten Person unmöglich macht.

Ermittlungen durch Polizeibeamte

- Betreuungen innerhalb anderer Einrichtungen aus dem Gesundheitswesen können ebenfalls nicht die Aufgabe des Rettungsdienstes sein. Die Versuchung ist groß, die Krisenintervention z.B. in ein Krankenhaus zu rufen, aber es widerspricht der Grundidee, Personen zu betreuen, deren Betreuungsauftrag von anderen Einrichtungen sicherzustellen ist. Eine Klinik muss in der Lage sein, Angehörige von Patienten fachgerecht psychisch zu betreuen, wenn diese sich verzweifelt und Rat suchend an das Krankenhauspersonal wenden. Ein Austausch und eine Zusammenarbeit im Fortbildungsbereich sind im Sinne einer Vernetzung jedoch anzustreben. Das schließt natürlich nicht aus, dass die Krisenintervention gemeinsam mit Angehörigen in eine Klinik fährt, um sich nach dem Zustand und der Prognose der Verletzten zu erkundigen. Die Mitarbeiter von KIT sollen in solchen Fällen natürlich ihre bereits zuvor begonnene Intervention im Krankenhaus fortsetzen.

Betreuung in anderen Einrichtungen

Frage der Mehrfachbesuche

- In vielen Fällen ist es mit einer einmaligen Betreuung der Betroffenen nicht getan; trotzdem können Mehrfachbesuche bei psychisch Traumatisierten nicht geleistet werden. Wird die Betreuungsarbeit durch das Kriseninterventionspersonal richtig gemacht, so haben Betroffene nach dem Besuch der KIT andere, weiterführende Hilfsangebote zur Verfügung bzw. bereits eigene soziale Ressourcen aktiviert. Als Sonderdienst innerhalb der präklinischen Notfallmedizin kann und darf aus der Kriseninterventionsarbeit kein weiterführender Auftrag entstehen. Auch der allgemeine Rettungsdienst kommt zu jedem Notfall nur einmal. Es muss darauf geachtet werden, dass keine Abhängigkeiten entstehen. Somit wird auch klar, dass KIT keine Katastrophennachsorge für Angehörige machen kann.[1]

KIT: keine Trauerbegleitung oder Nachsorge

- Es kann erwogen werden, den Kriseninterventionsdienst eng mit einer Nachsorge und Trauerbegleitung zu verknüpfen; dieser Ansatz sprengt jedoch den ehrenamtlichen Rahmen.

Personalfürsorge

- Die Betreuung von Einsatzkräften aus Feuerwehr, Polizei und Rettungsdienst nach außergewöhnlich belastenden Einsätzen ist eine Aufgabe, der sich die Träger dieser Organisationen im Rahmen ihrer Personalfürsorge bewusst stellen müssen. Eine eventuelle psychische Traumatisierung, deren Entstehung und Reduzierung[2] sind aber wiederum – weil in diesem Fall anders vorzugehen ist – nicht Bestandteil dieses KIT-Konzeptes. Eine Stressbearbeitung bei besonders belastenden Einsätzen (SBE) ist dann indiziert, wenn Einsatzkräfte mit außergewöhnlich nahe gehenden Ereignissen konfrontiert wurden (z.B. verletzte Kollegen, getötete Kinder, mehrere Tote, »Disko-Unfälle« etc.). Das schließt nicht aus, dass Einsatzkräfte während der Ausübung ihres Dienstes psychisch traumatisiert werden können.

Das SBE-Konzept wurde in den USA von Prof. J. Mitchell entwickelt und wird in Deutschland von dafür ausgebildetem Personal angeboten[3]. Einsatzkräfte können natürlich trotzdem ganz privat zu betreuungsbedürftigen Menschen werden.

Kontraindikationen für KIT:
- *keine Psychotherapie*
- *keine polizeilichen Aufgaben*
- *keine Betreuung psychisch Kranker und keine Betreuung von Patienten, die unter Drogeneinfluss stehen*
- *notfallmedizinische Versorgung geht immer vor psychische Betreuung*
- *keine Betreuung von Krankenhauspatienten*
- *keine Mehrfachbesuche*
- *keine Betreuung von Einsatzkräften.*

4. Struktur einer Intervention

Eine KIT folgt einer Struktur. Diese muss bei der Definition von Qualitätskriterien transparent werden. Standardisieren kann man eine prozessorientierte Betreuung nicht, jedoch liegt es im Sinne des Autors, einen Leitfaden vorzulegen. Es folgt die Präsentation eines Phasenmodells, das in seinen Grundzügen ein Qualitätskriterium darstellt, wobei dem prozessorientierten Verlauf einer Intervention durch den Betreuer Aufmerksamkeit geschenkt werden muss. Das Phasenmodell dient als Orientierungshilfe für die Mitarbeiter von KIT und nicht als Dogma.

4.1 Vorbereitungsphase
Das Gelingen des ersten Teils der Betreuung trägt naturgemäß wesentlich zur Qualität der Intervention bei. Be-

ginnend mit der Einstimmung auf die bevorstehende Aufgabe begibt sich die/der Diensthabende mit dem Fahrzeug zur Einsatzstelle. Nachdem der örtlichen Einsatzleitung die Ankunft der KIT am Einsatzort mitgeteilt wurde, müssen zunächst Informationen gesammelt werden. Dabei ist es wichtig, sich einen Überblick zu verschaffen und sich über das bisher Geschehene sowie den Grund der KIT-Alarmierung zu unterrichten. Im Anschluss daran wird versucht, das Einsatzgeschehen zu entzerren.

Setting gestalten

Man stellt sich bei den zu betreuenden Personen vor und bemüht sich um ein Setting für die Intervention, in deren Rahmen die Möglichkeit besteht, Emotionen zu zeigen. Am besten dafür geeignet sind Orte, die den Traumatisierten vertraut sind und an denen man weitgehend ungestört ist. Menschen, die im Rettungsdienst und in der Krisenintervention arbeiten, müssen trotz des hohen Engagements, das sie mitbringen, immer ihre eigene Sicherheit und Unversehrtheit im Blick haben. Eine Betreuung unter Polizeischutz bei sehr aggressiven Patienten ist nicht vorstellbar, obgleich die Möglichkeit einer Fremd- bzw. Eigengefährdung in einem solchen Fall nicht ganz ausgeschlossen werden kann. Eine Betreuung ist entweder abzulehnen oder mit dem Klienten muss ein ›Vertrag‹ abgeschlossen werden, in dem vereinbart wird, dass ein Polizist vor der Tür in Position geht und die Betreuung sofort abgebrochen wird, wenn der Patient aggressiv wird. Auch hier ist wiederum die Phantasie der Betreuer gefragt. Aus eigener Erfahrung weiß der Autor von einem Fall, in dem ein Klient zunächst seine Aggressionen an einem Sandsack abbauen musste, bevor ein Zugang bzw. ein Arbeiten mit ihm möglich und sinnvoll war. Diese Betreuung fand auf einer Polizeiinspektion statt und für den Aggressionsabbau wurde der Sportraum der Polizisten benutzt.

Fremd- bzw. Eigengefährdung beachten

Der Aufenthaltsort der Betroffenen sowie der Kriseninterventionsmitarbeiter ist unbedingt der Einsatzleitung mitzuteilen.

4.2 Emotionale Phase

Nach dem Einstieg ist eine größtmögliche Kontinuität der Betreuung für den weiteren Verlauf wichtig. Der Betreuer signalisiert die Bereitschaft zuzuhören. Alles, was er sagt, soll authentisch sein; aber er darf nicht alles, was er spürt und denkt, aussprechen bzw. ausdrücken. KIT-Mitarbeiter sind an der Einsatzstelle oft die Einzigen, die sich den ›Luxus‹ leisten, keine anderen Aufgaben zu haben. Sie sind diejenigen, die die Patienten erzählen lassen, ohne sie zu unterbrechen. Es wird versucht, Trauer zu initiieren. Die Betreuten sind darin zu ermutigen, ihre Emotionen zuzulassen und zu artikulieren. Man muss als KIT-Mitarbeiter die Bereitschaft mitbringen, dies auszuhalten und versuchen, den Betroffenen ›tragen‹ zu helfen, sie zu begleiten und als Menschen wahrzunehmen, die an einem Wendepunkt ihres Lebens stehen. In dieser Phase der Intervention ist es wichtig, auf Nähe und Distanz, auf Zulassen und Abwehr zu achten. Es soll Vertrauen entstehen, das nicht gestört werden darf. Daher noch einmal der Hinweis auf eine selektive Authentizität und Kontinuität der Betreuung.

Kontinuität der Betreuung

Zuhören

Vertrauen schaffen

4.3 Kognitive Phase

Eine häufig frühe Komplikation der einsetzenden Trauer liegt darin, den Tod nicht wahrhaben zu wollen und nicht begreifen zu können. Deshalb besteht ein zentrales Anliegen der Krisenintervention in der Ermutigung der Hinterbliebenen, Abschied von den Verstorbenen zu nehmen. Dieses Procedere ist der Standard; in begründeten Ausnahmefällen kann jedoch davon abgewichen werden.

Findet dies nicht in der häuslichen Intimität statt, verstreicht letztlich die Möglichkeit, in Würde und Ruhe Abschied nehmen zu können irreversibel. Ein letzter Kontakt mit einem toten Angehörigen kann nur Minuten, aber auch wesentlich länger dauern. Die Zeitspanne bestimmen die Angehörigen schließlich selbst. Dies ist ein Teil

Abschied vom Verstorbenen

Vorbereitung eines Abschiedsrituals
- *Würdevolles Abschiednehmen in vertrauter Atmosphäre ist der beste Beginn einer adäquaten Trauerarbeit. Ist es nicht möglich, dieses Ritual in der häuslichen Umgebung durchzuführen, kann dies manchmal auch in Zusammenarbeit mit dem Bestattungsinstitut später nachgeholt werden. Bei ungeklärten Todesursachen, so wie sie im Rettungsdienst häufig auftreten, ist es jedoch sehr schwierig, nach der Freigabe der Leiche durch die Staatsanwaltschaft dieses Ritual noch zu ermöglichen.*
- *Es muss zunächst überprüft werden, ob es möglich ist, vom Verstorbenen Abschied zu nehmen (dieses Vorhaben mit der Polizei absprechen).*
- *Den Angehörigen muss angeboten werden, von dieser Möglichkeit Gebrauch zu machen.*
- *Es muss auf eine würdevolle Behandlung der Leiche geachtet werden (den Kopf möglichst nicht verdecken, rettungsdienstliche Spuren beseitigen, Arme an den Körper anlegen, Beine zusammen; Leichnam nicht auf dem Boden liegen lassen, sondern in ein Bett oder auf ein Sofa heben).*
- *Verletzungen/Verstümmelungen sollten vorher mit Tüchern abgedeckt werden.*
- *Angehörige müssen auf den Zustand des Verstorbenen vorbereitet werden.*
- *Es sollte den Angehörigen angeboten werden, sie zu begleiten.*
- *Es sollten, wenn nötig, Regeln vereinbart werden (»Ich habe wegen seiner Gesichtsverletzungen den Kopf zugedeckt, dieses Tuch müssen Sie so liegen lassen.«).*
- *Niemand muss Abschied nehmen.*

> *Gestaltung und Durchführung eines Abschiedsrituals*
> - *Sitzgelegenheiten müssen vorhanden sein.*
> - *Es sollte eine angenehme Raumtemperatur herrschen (evtl. ein Fenster leicht öffnen).*
> - *Die Beleuchtung sollte eine Intensität wie in einem Wohnzimmer haben.*
> - *Nach Absprache mit den Angehörigen kann man eine Kerze anzünden.*
> - *Die Hinterbliebenen dürfen gemäß ihren Bedürfnissen agieren, die Leiche darf berührt oder gestreichelt werden.*
> - *Den Betroffenen muss Zeit gelassen werden.*

der Betreuung, der auch für die KIT-Mitarbeiter sehr belastend sein kann.

Häufig ist es der Zustand einer Leiche, der die Hilfskräfte abschreckt, den Angehörigen die Möglichkeit zu geben, sich zu verabschieden. Damit jedoch das Unfassbare akzeptiert werden kann, muss ein Kontakt mit der Leiche erfolgen, um ein Abschiedsritual zu ermöglichen. Nur in außergewöhnlichen Situationen soll davon abgewichen werden. Entscheidend ist, die Hinterbliebenen auf den Zustand der Leiche vorzubereiten. Aber auch bei entstellten Toten kann in der Regel immer eine Möglichkeit organisiert werden, sich zu verabschieden. Es hilft schon sehr, wenn die Hinterbliebenen eindeutig Identifizierbares sehen oder berühren können. Das gesamte Procedere findet immer freiwillig und nach vorheriger Absprache statt.

Nach dem Abschiedsritual ist es möglich, in die Betreuung kognitive Aspekte einzubeziehen. Spätestens jetzt sollte nach niederschwellig zur Verfügung stehenden sozialen Ressourcen der Betroffenen gefragt werden: Wer ist für die Trauernden da? Wer kann sich um ihn küm-

Einbeziehung sozialer Ressourcen

Wiederherstellung von Autonomie

mern? Die dafür infrage kommenden Personen sollten möglichst von den Angehörigen selbst verständigt und gebeten werden zu kommen. Es ist eine falsch verstandene, weil handlungsunfähig machende Hilfe, dieses schwere Gespräch den Betroffenen abzunehmen. KIT will ein größtmögliches Maß an Autonomie wiederherstellen. Wenn man als Betroffener z.B. seinen Kindern sagen muss, dass die Mutter gestorben ist, wird das Ereignis erstmals erzählbar. Ein guter Abschluss der kognitiven Phase besteht darin, den Rest des Tages oder der Nacht gemeinsam mit den Patienten zu strukturieren und weitere Vorgehensweisen zu planen.

4.4 Prospektive Phase

Hilfsangebote

Die vierte und letzte Phase dieses Modells widmet sich dem Teil der Aufgabe, in dem es unter anderem darum geht, die Brückenfunktion (vgl. Kap. IV. 2. Brückenfunktion) wahrzunehmen. Zu diesem Zeitpunkt sollen die privaten sozialen Ressourcen bereits aktiviert sein. Es gibt jedoch auch Einsätze, nach denen eine professionelle Hilfe erfolgen muss. Dem Bereich, in dem sich die Krisenintervention bewegt, müssen adäquate Hilfsangebote folgen. In der prospektiven Phase ist demnach der Zeitpunkt gekommen, um diese weiterführenden Strukturen zu empfehlen. Dabei ist es ausreichend, die entsprechenden Einrichtungen und deren Möglichkeiten kurz zu erläutern. Konkret kann das so aussehen, dass man ein Faltblatt mit wenigen Worten anbietet und es dann dezent z.B. neben dem Telefon deponiert.

Die Erfahrung hat gezeigt, dass Beratungsstellen und Selbsthilfegruppen oft erst Wochen später von den Betroffenen in Anspruch genommen werden. Den Zeitpunkt, wann die Angehörigen auf diese Einrichtungen zugehen, bestimmen sie natürlich selbst. KIT stellt praktisch nie den Kontakt zwischen Betroffenen und einer psychosozialen Einrichtung her.

In Extremfällen ist eine sofortige Unterbringung – selbstverständlich mit dem Einverständnis der Klienten – auf einer geschlossenen psychiatrischen Fachstation zu erwägen. Dieser Fall ist denkbar, wenn es sich um Menschen handelt, die besonders im Interesse der Öffentlichkeit stehen und wenn dadurch das Ereignis von den Medien als spannend und berichtenswert wahrgenommen wird. Geschlossene Abteilungen bieten den Vorteil, dass Journalisten und Reporter keinen Zugriff auf die Betroffenen haben. Diese Maßnahme darf, wenn sie nicht primär medizinisch, sondern sozial intendiert ist, auf keinen Fall ohne das unbedingte Einverständnis der betreuten Person vorgenommen werden.

Einverständnis der betreuten Person

Ferner ist es Gegenstand dieses Abschnitts der Betreuung, über die Symptome der akuten Belastungsreaktion aufzuklären (vgl. Kap. III. 2.1 Akute Belastungsreaktion). Es ist sehr wahrscheinlich, dass die Traumatisierten sowieso mit Symptomen konfrontiert sein werden. Daher trägt dieser Schritt nicht zur Verunsicherung bei, sondern das Gegenteil ist der Fall: Die Normalität und die Vorhersehbarkeit der Anzeichen, verbunden mit der Information, dass diese Symptome in der Regel spontan abklingen, wirken auf die Betroffenen entlastend. Der Zeitpunkt und die Art und Weise der Vermittlung entscheiden über die Relevanz dieser Inhalte. Es ist eine Frage des Kontaktaufbaus, denn Aufklärung kann einerseits als leblos, andererseits als hilfreich empfunden werden.

Aufklärung über Symptome

Die Arbeit mit nicht primär betroffenen Angehörigen und Freunden ist in der akuten Situation ebenfalls wichtig. Häufige Fragen dieser Personengruppe sind: »Was können wir tun?« oder »Was sollen wir sagen?«. In diesem Teil der Interventionsarbeit ist zu vermitteln, welche Verhaltensweisen unterstützend wirken und welches Verhalten eher kontraproduktiv ist.

Freunde der Betroffenen

Eine übliche Reaktion des sozialen Umfeldes ist, dass sich Freunde und Verwandte aus Unsicherheit mehr und mehr

Ausgrenzung und Isolation

von den Betroffenen zurückziehen. Man glaubt, die Trauer zu stören und ist ratlos, wie mit den traumatisierten Bekannten umzugehen ist. Für den Leidtragenden führt das automatisch zu einer Ausgrenzung aus den bestehenden sozialen Zusammenhängen und damit zur Isolation. In der Regel entwickelt sich dieses Verhalten nach der Bestattung der Verstorbenen – also genau in einer Phase, in der persönliche Kontakte und Anteilnahme sehr hilfreich wären. Trägt das persönliche soziale Netzwerk in den Wo-

---

Brückenfunktion
Klientenspezifische Ressourcen
Evtl. Aufklärung über akute Belastungsreaktion
Infos geben, sich verabschieden

⇧

Struktur vermitteln
Wiedergewinnung der Handlungsfähigkeit unterstützen

⇧

Betreuung
Beziehungsangebot, Emotionen zulassen, da sein,
Bedürfnisse und Interesse der Betroffenen vertreten,
Kontinuität

⇧

Vorstellung bei Klienten
Setting schaffen

⇧

Vorbereitung
Infos sammeln, Überblick verschaffen,
sich bei der Einsatzleitung melden,
Übergabe durch bereits anwesende Einsatzkräfte

Abb. 2: Struktur einer Intervention

chen und Monaten nach dem Ereignis nicht, so kann dies zu einer zusätzlichen Belastung und Stigmatisierung führen. Als Qualitätskriterium für KIT gilt also, im Laufe der Betreuung Angehörige und Freunde darüber aufzuklären, dass deren Anteilnahme und Unterstützung nicht mit dem Begräbnis der Verstorbenen beendet ist, sondern dass beides wesentlich länger anhalten sollte. Sie sind aufgefordert, den primär Betroffenen Sicherheit und Halt zu vermitteln, sie nicht auszugrenzen und sie zu einer (neuen) Normalität zurückfinden zu lassen.

Häufig tendieren psychisch Traumatisierte dazu, inadäquate Bewältigungsstrategien zu entwickeln und diese zu etablieren. In der prospektiven Phase bietet sich den KIT-Mitarbeitern eine gute Möglichkeit, diesen Aspekt zu beleuchten und zu versuchen, entsprechende Weichen zu stellen. Häufig falsche Ansätze sind z.B. Verdrängungstendenzen, Suchtmittelmissbrauch, sozialer Rückzug oder Lynch- und Rachephantasien.

Bewältigungsstrategien

Gegen Ende dieser Betreuungsphase werden häufig noch Modalitäten der Bestattung thematisiert. Bei dieser Frage werden die Mitarbeiter der Krisenintervention in der Regel nach dem weiteren Ablauf und der Organisation sowie nach den Kosten gefragt. Dieser Aspekt ist letztlich Ausdruck dafür, dass die Betroffenen das Ereignis realisiert haben. Kommt es nicht zu diesem Informationsbedarf, kann dies als ein Zeichen für das Anhalten der Belastungsreaktion gesehen werden. Der Autor verweist darauf, dass es – je nach Grad der Traumatisierung – in vielen Fällen eine Stunde nach dem auslösenden Ereignis noch zu früh ist, den Kopf für alltägliche Dinge frei zu haben.

Bestattungsmodalitäten

Anmerkungen
1   Jatzko, 1995, S 28 ff.
2   Mitchell, 1995, S 73 ff.
3   Kontaktstelle für die bayerischen Diözesen: Andreas Müller-Cyran, M.A., Tel.: 089/957 203 27. Bundesweite Koordination und Ausbildung: SBE e.V., Akazienstr. 22, 53859 Niederkassel, Tel.: 0 22 08/91 27 27.
Internet: www.sbe-ev.de · E-mail: sbe-ev-geschaeftsf@onlinehome.de

V. Struktur und Inhalte der KIT-Ausbildung

Intention dieses Handbuches ist es, Qualitätskriterien für eine Krisenintervention im Rettungsdienst zu definieren. Dazu hat der Autor eigene Erfahrungen und Beobachtungen aus verschiedenen Einrichtungen zusammengetragen. Eine standardisierte Ausbildung, die auf einem durchdachten und verifizierten Konzept basiert, ist die Grundlage jeder rettungsdienstlichen Krisenintervention.

standardisierte Ausbildung

1. Der KIT-Kurs

Der Lehrgang für KIT-Mitarbeiter soll die zukünftigen Betreuer auf ihre schwierige und belastende Tätigkeit vorbereiten. Die gesamte Ausbildung umfasst mindestens 120 Unterrichtsstunden, davon werden 45 mindestens für das Betreuungskonzept und die Grundlagen der Krisenintervention im Rettungsdienst verwendet.

Vorbereitung auf die Tätigkeit

Weitere 15 Stunden sind erforderlich, um die spezielle Struktur, die lokalen Besonderheiten sowie die psychosozialen Einrichtungen, mit denen jede KIT-Struktur vernetzt sein muss (vgl. Kap. IV. 2. Brückenfunktion), zu vermitteln. Die verbleibenden Stunden sind dafür zu nutzen, neuen Mitarbeitern eine Hospitationsphase (vgl. Kap. VII. 4.1 Hospitation bei Einsätzen) zu ermöglichen.

Die Anzahl der Seminarteilnehmer beträgt maximal 12 Personen. Einzelne Unterrichtsthemen werden nacheinander bearbeitet, wobei didaktisch nach Erkenntnissen der Erwachsenenbildung vorgegangen wird.[1] Dabei bedarf es einer besonderen Berücksichtigung der emotionalen Faktoren und der »Persönlichkeit« der Teilnehmer.

In Hinblick auf die Erfahrungen aus der Praxis, die Eindrücke aus Rollenspielen sowie auf die Vertiefung durch

Fachliteratur[2] wird den Lehrgangsteilnehmern die Arbeit für die KIT nahegebracht.

Lehrgangsorte

Als Lehrgangsorte sind interdisziplinäre Strukturen wie der ANR[3] (Arbeitskreis Notfallmedizin und Rettungsdienst, der bundesweit an mehreren Universitäten angegliedert ist) oder Hilfsorganisationen wie der ASB-Bundesverband[4] denkbar. Für Rettungsdienstbereiche, in denen eine KIT-Struktur neu etabliert werden soll, kann es sinnvoll sein, einen KIT-Lehrgang mit Gastreferenten in den eigenen Räumlichkeiten zu organisieren.

2. Die Ausbilder

Voraussetzungen und Qualifiaktion

Als Referenten kommen Personen in Frage, die inhaltlich mit den Lehrgangsthemen vertraut sind, Erfahrungen im Umgang mit Gruppen haben sowie die Fähigkeit besitzen, ein Rollenspiel anzuleiten. Um den Unterricht gehaltvoll zu machen, ist es nötig, dass die Referenten für einsatzrelevante Lehrgangsinhalte KIT-Erfahrung mitbringen.

Angesichts eigener unbewältigter Erfahrungen fühlen sich Betroffene unter den Einsatzkräften immer wieder zu Einrichtungen wie der rettungsdienstlichen Krisenintervention hingezogen. Dies allein ist kein Grund, jemandem die Teilnahme an diesem Lehrgang zu verwehren. Es kann aber passieren, dass während des Unterrichts – insbesondere ausgelöst durch ein Rollenspiel – sehr persönliche Bereiche der Teilnehmer aufbrechen. Solche Situationen müssen im Kurs von den Referenten adäquat bearbeitet werden können. Dazu bedarf es einer entsprechenden Qualifikation aus dem pädagogischen oder psychologischen Fachgebiet. Ein erfahrener KIT-Mitarbeiter zu sein, reicht allein nicht aus.

Die Kurse sind vor- und nachzubereiten. Eigene Treffen der Ausbilder sowie ein reflektierter Umgang mit anonym von den Kursteilnehmern auszufüllenden Feedback-Bö-

… gen[5] sind im Rahmen der geforderten Qualität der Ausbildung zu gewährleisten.

3. Psychotraumatologie

Fundierte Kenntnisse über psychotraumatologische Zusammenhänge sind für jeden Mitarbeiter der Krisenintervention unabdingbar. Die psychischen und neurologischen Vorgänge bei extremen Erlebnissen werden bestenfalls zu Beginn des Seminars besprochen und erklärt. Nur wer die Symptome der akuten Belastungsreaktion und den Verlauf einer PTBS kennt, kann psychisch traumatisierte Patienten adäquat betreuen. Die Verhinderung schwerer gesundheitlicher Folgeschäden – namentlich einer PTBS – sind primäre Intentionen von Krisenintervention. Psychotraumatologisches Wissen nimmt innerhalb der Ausbildung einen hohen Status ein und ist die Grundlage der KIT-Arbeit.

Kenntnisse

4. Kommunikation in Krisenfällen

»Kommunikation ist ein Prozess der Übermittlung von Informationen (non-)verbaler und/oder (non-)vokaler Form zwischen zwei oder mehr Individuen. Jede und jeder bezieht in einer Beziehung immer Stellung. Man kann nicht ›nicht‹ kommunizieren.«[6]

Definition von Kommunikation

Die Kommunikation hat drei wesentliche Aspekte: den emotionalen, den kognitiven und den Handlungsaspekt. Die Kommunikation in Krisensituationen fußt auf wissenschaftlich fundierten Grundkenntnissen und im Gespräch mit den Patienten und Patientinnen auf Beratungsmethoden. Die Betreuung ist in ihrem Kern jene Form einer interventiven und präventiven helfenden Beziehung, in der ein Berater oder eine Beraterin mittels Kommunikation auf der Grundlage anregender und stützender Methoden innerhalb eines vergleichsweise kurzen Zeitraumes versucht, bei einem desorientierten, akut belasteten Menschen einen kognitiv-emotionalen Entwicklungsprozess in Gang zu bringen. In diesem Verlauf werden seine Selbsthilfebereitschaft, seine Selbsterneuerungsfähigkeit und seine Handlungskompetenz verdichtet.

Empathie

Eine wichtige Voraussetzung für jede Intervention – und die gesamte KIT-Arbeit überhaupt – ist Empathie. Die Menschen, die betreut werden, sind psychisch traumatisiert und befinden sich in einem seelischen Schockzustand. In der Ausbildung für KIT-Mitarbeiter sind kommunikative Grundkenntnisse und Techniken zu vermitteln. Das auszubildende Klientel kommt in der Regel aus dem Rettungsdienst. Somit sind Beratungsmethoden und Trauerbegleitung keine gängige Praxis. Für die Krisenintervention ist es wichtig, Grundsätzliches zu beachten und gängige Fehler zu vermeiden.[7]

Mögliche Kommunikationskiller
(Verhaltensweisen, die geeignet sind, Desinteresse zu signalisieren oder Abwehrmechanismen zu aktivieren)
nonverbal:
- *zur Uhr sehen*
- *wegschauen*
- *auf dem Stuhl umherrutschen*
- *nervöse Dauerbewegungen*
- *aus dem Fenster schauen*
- *kritischer, belustigter oder ärgerlicher Gesichtsausdruck*
- *verschränkte Arme und Beine*
- *abgewandte Haltung*

> *verbal:*
> - *aufstehen, umhergehen und dabei etwas anderes tun, während man den Klienten auffordert, ruhig weiterzusprechen*
> - *zwischendurch telefonieren*
> - *›nachbohren‹*
> - *befehlen und anordnen*
> - *predigen und moralisieren*
> - *Lösungen diktieren*
> - *urteilen*
> - *lächerlich machen, bagatellisieren.*

Aus der Lernpsychologie ist bekannt, dass gerade der Beginn des Kontakts besonders bedeutsam ist und sich auf den Verlauf und das spätere Verhalten auswirkt. Für die Klienten ist es wichtig zu erfahren, dass gezielt mit ihnen Kontakt aufgenommen wird. Die Betreuung beginnt mit der Vorstellung der KIT-Mitarbeiter. In diesem Kontext ist zu erwähnen, dass man ausreichend Zeit zu Verfügung hat und nur für die betreffende Person gerufen wurde. Diese Aspekte unterscheiden die Betreuer grundsätzlich von allen anderen anwesenden Einsatzkräften. Durch den einleitenden Kontakt wird demonstriert, dass die Patienten wahr- und angenommen werden und dass sie es mit einem Ansprechpartner zu tun haben. *Kontaktaufnahme*

Zu Beginn der Intervention wird versucht, ein Setting zu schaffen, in dem man möglichst ungestört ist. Zu beachten ist die Sitzkonstellation. Aus Beratungsmethoden ist bekannt, dass es am günstigsten ist, sich im rechten Winkel zueinander zu setzen.[8] Die Helfer begeben sich möglichst in gleiche Augenhöhe mit der zu betreuenden Person. *Setting und Sitzkonstellation*

Die Patienten werden mit ihrem Namen angesprochen. Während des Gesprächs ist es hilfreich, sich Namen, verwandtschaftliche Beziehungen und einige Daten wie Jah- *Name des Patienten* reszahlen etc. zu merken, um im weiteren Verlauf daran anknüpfen zu können.

Aufmerksamkeit signalisieren

Während des Gesprächs signalisieren die Helfer, dass sie aufmerksam zuhören. Dies kann beispielsweise durch eine aufgeschlossene Sitzhaltung sowie durch Blickkontakt oder Kopfnicken geschehen.[9] Aufmerksamkeit wird bestenfalls dadurch vermittelt, indem man versucht aufmerksam zu sein. (Andernfalls sollte man sich die Frage nach Gründen stellen, warum man es nicht ist.)

Um Unsicherheiten vorzubeugen ist es sinnvoll, den Kursteilnehmern bezüglich der Sitzposition zu raten, die gleiche Haltung wie die Klienten in stilisierter Form einzunehmen.[10] Bezüglich des Habitus sollten keine stereotypen, nervösen Dauerbewegungen gemacht werden.

Verständnis entwickeln

Die Helfer versuchen, sich in die Welt der Patienten hineinzuversetzen. Empathie bedeutet hier, für die Trauer oder Wut der Betreuten Verständnis zu haben ohne selbst traurig oder wütend zu sein. Dazu muss ein Helfer nachvollziehen können, wie es ist, verzweifelt oder traurig zu sein. Die Gründe der Emotionen müssen aber nicht nachvollziehbar sein und auch nicht verstanden werden.[11]

Bei Unklarheiten darf nicht gleich zu Beginn der Intervention (weil eine kognitive Strukturierung noch nicht stattgefunden hat und dies durch mehrmaliges Erzählen derselben traumatischen Situation positiv unterstützt wird), sehr wohl aber zu einem späteren kognitiv geprägten Zeitpunkt nachgefragt werden. In diesem Kontext ist es sinnvoll, das Gehörte nicht zu spiegeln, sondern neue Wörter zu bringen (durch Synonyme, Antonyme und Wünsche).[12] Die Helfer

Vermeidung von Ratschlägen oder Deutungen

bewerten das Gehörte nicht und geben keine Ratschläge, Deutungen oder Analysen ab.

Während der Betreuung soll nichts mitgeschrieben werden, da dies in einem vertraulichen Gespräch irritierend wirkt. Es ist auf ein ausgewogenes Verhältnis von Distanz und Nähe zu achten. Die Betreuer bieten von sich aus keinen Körperkontakt an, erwidern diesen aber, wenn er ›gefordert‹ wird.

Das heißt: Wenn z.B. jemand nach der Hand des Betreuers greift, so ist diese nicht wegzuziehen. Der Betreuer soll auch nicht vor Schreck erstarren, sondern dem Bedürfnis seines Gegenübers entsprechen. *(Körperkontakt)*

Hinsichtlich der Wortwahl sollte versucht werden, die ›Sprache‹ des Gegenübers zu sprechen. Es ist ein Unterschied, ob man einen Jugendlichen, einen Arbeiter oder eine Akademikerin betreut. Auf angemessene Lautstärke ist ebenfalls zu achten. Bei Unsicherheiten ist die Versuchung groß, sich einer medizinischen Fachterminologie zu bedienen. Dies wirkt auf die Patienten eher befremdend und ist nicht Ausdruck beraterischer Kompetenz. Eigene biographische Anteile sind aus dem Gespräch fernzuhalten. Es gilt, die eventuell entstehende Stille auszuhalten. Wenn der Betreuer während des Sprechens kurze Pausen macht, kann dem Gesagten mehr Gewicht und den Betreuten die Möglichkeit, ihren Gedanken nachzugehen, gegeben werden. *(Wortwahl / Vermeidung autobiographischer Anteile)*

Voraussetzungen für die Kommunikation in einer Krisensituation:
- *gezielte Kontaktaufnahme,*
- *auf die Sitzkonstellation achten,*
- *Berater begibt sich in gleiche Augenhöhe wie die Klientin/der Klient,*
- *eine aufgeschlossene Sitzhaltung drückt Interesse aus,*
- *Klienten mit ihren Namen ansprechen,*
- *Wahl einer für den Patienten verständlichen und angemessenen Ausdrucksweise,*
- *Gehörtes nicht bewerten,*
- *keine Ratschläge erteilen (jeder Rat ist subjektiv),*
- *auf angemessene Lautstärke achten,*
- *Berater schreibt nichts mit,*
- *keine eigenen Erlebnisse einbringen,*
- *Stille und Schweigen aushalten.*

5. Psychohygiene

Umgang mit Belastungen

Die auszubildenden KIT-Mitarbeiter müssen den Umgang mit eigenen Belastungen durch die Arbeit in der Krisenintervention erlernen. Deshalb ist es ein Muss, eigene Belastungen zu thematisieren und die Seminarteilnehmer darauf vorzubereiten. Dabei stehen Selbsterfahrung und Selbstbeobachtung im Vordergrund. Die Kursteilnehmer werden dazu angehalten, sich mit ihren Stimmungen sowie ihrer Verfassung auseinanderzusetzen und sich in ehrlicher Selbstreflexion zu üben. Die Mitarbeit bei einer KIT setzt voraus, dass eigene Belastungen wahrgenommen und bearbeitet werden. Dazu ist es hilfreich, den Kursteilnehmern einen Katalog mit Fragen an sich selbst und Verhaltensweisen zu vermitteln. Die folgende Aufzählung bietet einige Anregungen:

Selbstreflexion

- Bewusstsein über die eigene Begrenztheit der Hilfsmöglichkeiten,
- keine Allmachtsphantasien entwickeln,
- Motivation,
- innere Abgrenzung, auch wenn man vom Fall persönlich berührt ist,
- herausfinden, wie viele Dienste man leisten will,
- Ablehnung bzw. Rückgabe von Schichten, wenn der Dienst zur Belastung wird,
- Einsatzfahrten nicht immer allein vornehmen,
- Umgang mit einer falschen oder sogar missbräuchlichen Alarmierung der KIT durch andere Einsatzkräfte,
- Anfordern von Unterstützung an der Einsatzstelle (bei Bedarf),
- erlebte Belastungen teilen und mit anderen Teammitgliedern darüber sprechen,
- Rückfahrt von einem Einsatz und die Zeit nach der Intervention nutzen, um das eigene Befinden festzustellen,

- Freizeit bewusst gestalten und herausfinden, was einem gut tut,
- eigenes Fachwissen vergrößern (schafft mehr Kompetenz und reduziert Unsicherheiten),
- keinesfalls an der Einsatzstelle die private Adresse oder Telefonnummer herausgeben (eventuelle Rückfragen müssen an eine zentrale Anlaufstelle gerichtet werden),
- Umfeld auf persönliche Stimmung und Verfassung ruhig aufmerksam machen,
- private Ressourcen nicht überstrapazieren; die Belastungen sollten primär innerhalb der KIT-Struktur bearbeitet werden,
- eigene Motivation prüfen, mit der man bei KIT arbeitet,
- bei Bedarf ggf. mit dem aktiven Dienst pausieren.

Bewältigung der Tätigkeits-Anforderungen

Jedes Mitglied einer bestehenden KIT-Struktur kann und soll dazu beitragen, dass die Belastungen, die durch das Engagement entstehen, auch entsprechend bewältigt werden können. Diese Verpflichtung sich selbst und den anderen gegenüber darf nicht nur während der Ausbildung angesprochen werden, sondern muss kontinuierlich fortgesetzt werden.

Umgang mit eigenen Belastungen:
- *Belastungen teilen, im Team offen darüber sprechen,*
- *Freizeit bewusst gestalten und herausfinden, was einem gut tut,*
- *Umfeld auf persönliche Verfassung und Stimmung aufmerksam machen,*
- *bei Bedarf mit dem aktiven Dienst pausieren,*
- *Teilnahme an einer Supervision.*

V. Struktur und Inhalte der KIT-Ausbildung

Anmerkungen
1 Vester, 1994.
2 Bengel et al. (1997) Psychologie in Notfallmedizin und Rettungsdienst.
3 Arbeitskreis Notfallmedizin und Rettungswesen e. V. an der Ludwig-Maximilian-Universität München, Nußbaumstr. 20, 80336 München.
4 Arbeiter-Samariter-Bund Deutschland e. V. Bundesverband, Sülzburgstr. 140, 50937 Köln.
5 Siehe Anhang: Feedbackbogen zum KIT-Intensivkurs.
6 Watzlawick et al., 1985, S 51.
7 Schulz von Thun, 1991.
8 Hackney, 1993.
9 Bense, 1977.
10 Kraft 1998.
11 Rogers, 1977.
12 Rogers, 1973.

VI. Indikationsspezifische Betreuungskonzepte

Bisher wurden Handlungsempfehlungen genannt, die für die rettungsdienstliche Krisenintervention eine allgemeine Gültigkeit haben. Jede verantwortlich geleitete KIT-Struktur zeichnet sich dadurch aus bzw. muss sich daran messen lassen, in welchem Maß sie ihre eigenen Grenzen definiert und die geleistete Arbeit reflektiert. Kein Einsatz darf beliebig ablaufen; die Betreuungen haben eine entsprechende Struktur. Es ist zwar nicht möglich, den Verlauf einer Intervention zu standardisieren, da aber Qualität in diesem Bereich immer feld- und problembezogen sein muss, können Qualitätskriterien insofern nützen, als dass sie in Form einer Checkliste, worin auf wichtige Grundlagen und Dimensionen eingegangen wird, allen Mitarbeitern vorliegen. *Qualitätskriterien*

Um sich auf die Interventionstätigkeit im Allgemeinen und auf die einzelnen Einsätze im Besonderen vorbereiten zu können, macht es Sinn, dass alle Teilnehmer ihre eigenen, bei der Ausbildung erhaltenen Unterlagen besitzen. In diesem Kapitel wird auf alle möglichen Einsatzindikationen sowie auf fundiertes Fach- und Hintergrundwissen eingegangen. *Ausbildung*

1. Betreuung nach ›normalem‹ Tod im häuslichen Bereich

Dieses Einsatzstichwort ist für die betreffenden KIT-Zusammenhänge der wohl häufigste Alarmierungsgrund. Kann der Tod eines Angehörigen überhaupt »normal« sein? Mit dieser Bezeichnung ist das Sterben eines Menschen ohne Fremdeinwirkung, ohne Unfall oder suizidale Absicht gemeint. *Einsatzstichwort*

VI. Indikationsspezifische Betreuungskonzepte

Bei einem Einsatz in diesem Fall gibt es einige Prinzipien, die zu beachten sind:

Grundprinzipien

- Die Verschwiegenheit/Schweigepflicht ist wie im rettungsdienstlichen Mitarbeitervertrag geregelt. KIT hat zwar kein Zeugnisverweigerungsrecht,[1] aber trotzdem eine Schweigepflicht.[2]
- Bei auftretenden Unklarheiten ist es wichtig, nachzufragen.
- Grundlagen der Kommunikation sind zu beachten. Dazu gehört, dass man dem Betroffenen nicht ins Wort fällt, dass man selbst weniger redet, aber dafür mehr zuhört sowie auch gemeinsames Schweigen aushält.[3]
- Ein diskreter Körperkontakt ist eventuell notwendig.
- Die Anwesenheit der Polizei ist zu erklären.
- Unsicherheiten und Gefühle sollten ruhig thematisiert werden.
- Nur bei entsprechenden Nachfragen sollten bestimmte Vorgänge/Maßnahmen, die die betroffene Person beobachtet hat, erklärt werden (Tubus, Beatmung, Defibrillation usw.).
- Während des Gesprächs sollte nichts mitgeschrieben werden, denn das verunsichert die Klienten.

Die Durchführung eines solchen Einsatz sollte wie folgt ablaufen:

Durchführung des Einsatzes

- Überblick verschaffen, evtl. Leiche anschauen,
- vorhandene Ressourcen zur Informationsbeschaffung nutzen (z.B. andere bereits anwesende Einsatzkräfte),
- Absprache mit Polizei,
- Kontaktaufnahme mit zu betreuender Person,
- Vorstellung/Selbstbeschreibung,
- Anrede klären,
- Rahmen schaffen, der es leicht macht, Emotionen zu zeigen,

- umsichtig mit den Gegenständen des Setting umgehen (nicht auf Lieblingsstuhl der/des Verstorbenen setzen),
- Sitzkonstellation im rechten Winkel ist günstig,
- Beziehung herstellen, Gespräch einleiten; nach dem Geschehen fragen,
- Emotionen Raum lassen, zum Weinen ermutigen,
- bei Gesprächsblockade eventuell Fragen äußern, wie: »Wie geht es Ihnen jetzt?« »Waren Sie dabei?«,
- Namen und verwandtschaftliche Beziehungen merken, um daran anknüpfen zu können; dieses Verhalten signalisiert außerdem Interesse und Aufmerksamkeit,
- Ermutigung, Trauer zu zeigen,
- kognitive Strukturierung unterstützen, ruhig mehrmals das Erlebte erzählen lassen,
- betreute Person beim Reden nicht unterbrechen,
- nicht versuchen, auf jede Frage eine perfekte Antwort zu finden; manche Fragen können auch unbeantwortet bleiben,
- Schuld (subjektiv/objektiv) nicht ausreden, aber auch nicht bestärken,
- Gefühle relativieren und nicht darüber diskutieren,
- Angebote für Bewältigungsstrategien machen, nach Alternativen fragen und sagen, was ›normal‹ ist,
- soziales Netz aktivieren,
- Ermutigung, sich von der Leiche zu verabschieden; bei Bedarf Begleitung anbieten (vgl. IV. 4.3),
- organisatorische/rechtliche Fragen[4] über Tod und Bestattung beantworten,
- Ende ankündigen und evtl. psychosoziale Einrichtungen empfehlen.

Eine gute Betreuung orientiert sich an den Bedürfnissen der zu Betreuenden. Betreuung ist nichts Beliebiges, sondern hat Struktur.

2. Überbringung einer Todesnachricht

Diese Einsatzindikation ist ein Angebot, das sich an alle Polizeiinspektionen (PI), Fachkommissariate und sonstige Dienststellen der Polizei im Wirkungskreis der örtlichen KIT richtet.

Polizei als Überbringer

Von einem Todesfall sind die nächsten Angehörigen zu unterrichten. Diese Aufgabe übernimmt in der Regel die Polizei. Zuständig ist die Polizeiinspektion in dem Revier, wo die zu verständigende Person wohnt. Für die Polizisten ist dies eine unangenehme und belastende Angelegenheit, auf die sie während ihrer Ausbildung nicht immer ausreichend vorbereitet werden.

Aufgabe der KIT

Für die zu verständigenden Angehörigen ist dies in manchen Fällen eine Nachricht, die – je nach der individuellen Lebenssituation und den Todesumständen – zweifellos potenziell traumatisierend ist. Somit kann die Überbringung von Todesnachrichten als eine Aufgabe von KIT gesehen werden.

Die Überbringung einer Todesnachricht sollte folgendermaßen ablaufen:

Richtlinien

- Nach der Alarmierung trifft sich der KIT-Mitarbeiter/ die KIT-Mitarbeiterin mit den Polizisten, die die Nachricht überbringen sollen. Das Treffen sollte möglichst nicht bei den Adressaten vereinbart werden, sondern besser auf der Polizeidienststelle.
- Viele Informationen müssen zunächst gesammelt werden (Todesumstände, Aufenthaltsort der Leiche, Aussehen der Leiche, Möglichkeit des Abschiednehmens, Lebensumstände der Angehörigen, wie viele Personen wohnen an der Zieladresse und wie alt sind diese, gibt es Zeugen des Ablebens).
- Das weitere Vorgehen muss vorher gemeinsam besprochen werden (Wer überbringt die Nachricht? Jeder stellt sich selbst vor! Wer sagt was?).

VI. Indikationsspezifische Betreuungskonzepte

- Es sollte angesprochen werden, dass die eigentliche Betreuung erst dann beginnt, wenn die Polizei wieder gegangen ist.
- Die Todesnachricht darf nicht telefonisch überbracht werden.
- Es ist wichtig, sich Zeit zu nehmen und die Betreuung und sich selbst vorzubereiten, zur Ruhe zu kommen sowie das Konzept noch einmal zu durchdenken.
- Wenn möglich, sollte etwas aus dem Besitz des Verstorbenen mitgenommen werden (z.B. ein Schlüsselbund, Schmuck, Ausweis oder Kleidungsstücke). Diese Dinge wecken Assoziationen und machen die Nachricht (an)fassbarer. Für das angestrebte Ziel, dem Angehörigen die Überbringung greifbarer zu machen, ist es unerheblich, ob die Erinnerungsstücke verschmutzt oder beschädigt sind.

Bei der Kontaktaufnahme mit den Betroffenen ist Folgendes zu beachten: *(Kontaktaufnahme)*

- Die Identität der Betroffenen klären, Person mit Vor- und Nachnamen ansprechen.
- Es sollte versucht werden, rasch in die Wohnung zu kommen (die Konstellation uniformierte Polizei und Rettungsdienst signalisiert Autorität und Authentizität; diesen ›Überrumpelungseffekt‹ ausnutzen, um von der Straße oder dem Treppenhaus in die Wohnung zu gelangen).
- Die Nachricht sollte direkt und ohne große Umschweife überbracht werden (die Botschaft wird nicht erträglicher, wenn sie in kleinen ›Häppchen‹ präsentiert wird; ein Verzögern schont nur die Einsatzkräfte, nicht aber die unmittelbar Betroffenen).
- Man sollte einen Raum aufsuchen, in dem sich die zu betreuenden Personen aufhalten wollen.

VI. Indikationsspezifische Betreuungskonzepte

- Wenn betroffene Kinder im Raum sind, diese nicht wegschicken, sondern möglichst von Anfang an integrieren.
- Wörter wie »Tod« und »gestorben« sollen während der Betreuung fallen; es geht dabei nicht darum, die Klienten zu schonen, sondern eine adäquate Auseinandersetzung mit dem Dilemma einzuleiten.
- Heftige Reaktionen, die durch das Überbringen der Nachricht ausgelöst werden, sollten nicht gedämpft werden (nur bei Selbst- oder Fremdgefährdung).
- Es sollten die niederschwelligen sozialen Ressourcen aktiviert und geklärt werden.
- Bei Bedarf und je nach Möglichkeiten sollte das Abschiednehmen vom Leichnam organisiert und Begleitung angeboten werden; Achtung: Patienten nicht entmündigen, sondern nur, wenn es nicht anders geht, organisatorische Aufgaben durch die KIT übernehmen.
- Man sollte sich für die Betreuung Zeit nehmen (diese Indikation ist insofern ein Sonderfall, weil der Grund, der die Betreuung notwendig macht, erst mit der Überbringung entsteht).
- Ehrlichkeit in Bezug auf Todesumstände; Situation nicht herunterspielen; Beziehungsgeflecht der Betroffenen berücksichtigen
- Gemeinsames Schweigen sollte ermöglicht werden.

Die KIT-Mitarbeiter, die sich anbieten, beim Todesfall die Angehörigen professionell zu betreuen, sind die Träger dieser schlimmen Botschaft. Die Betreuer sind – neben der anfangs anwesenden Polizei – die Einzigen, die in der Akutsituation mit Rat und vor allem mit Informationen zur Verfügung stehen.

3. Betreuung nach Suizid / Suizidversuch

Die Betreuung von Menschen mit akuter Suizidgefährdung oder in Situationen suizidalen Handelns ist in Deutschland unter dem Gesichtspunkt der Selbstgefährdung gesetzlich und juristisch geregelt.[5] Die praktische Anwendung von Maßnahmen ist hierbei organisatorisch dem Zentralen Psychologischen Dienst (ZPD) der Polizeidirektionen und Polizeipräsidien übertragen.[6]

gesetzliche und juristische Regelungen

Es kann nicht Zielsetzung einer KIT sein, funktionierende Systeme zu beeinträchtigen oder zu unterbrechen. Insoweit richtet sich auf Grund dieser klaren strukturellen Aufgabenverteilung das Hauptaugenmerk der Krisenintervention auf die Betreuung von Angehörigen oder Zeugen nach einem versuchten oder vollendeten Suizid.

Die Suizidhäufigkeit pro Jahr ist in der Bundesrepublik Deutschland seit 1990 relativ konstant bei in etwa 13 vollendeten Selbstmorden pro 100.000 Einwohnern. Im Jahr 2001 nahmen sich 11.156 Menschen in Deutschland das Leben. Das heißt: etwa alle 45 Minuten findet hier ein Suizid statt. Grundsätzlich kann festgestellt werden, dass die Anzahl der Suizide in den Städten wesentlich höher ist als in ländlichen Regionen. Trauriger Spitzenreiter ist Berlin mit 29 vollendeten Suiziden je 100 000 Einwohner. Differenziert man nach Geschlechtern, so wird deutlich, dass auffallend viele Suizidversuche durch junge Frauen unternommen werden. Die höchste Rate der vollendeten Suizidhandlungen erreichen jedoch Männer im Alter von über 60 Jahren.

Suizidhäufigkeit

In Deutschland ist die Anzahl der Menschen, die durch eigenes Handeln sterben, höher als die Anzahl der Verkehrstoten. Rund 80% aller Suizidanten stehen zum Zeitpunkt der Handlung unter Alkoholeinfluss und fast alle Selbstmorde (85%) werden mehr oder weniger verschlüsselt angekündigt.

VI. Indikationsspezifische Betreuungskonzepte

Aufarbeitung und Verstehen von Zusammenhängen

Für die Betreuung ist in diesem Zusammenhang wichtig, dass vieles der vorangegangenen Beziehungsdynamik sowie Andeutungen erst nach dem Suizidversuch/Suizid klar werden. Die Aufarbeitung und das Verstehen der Zusammenhänge ist oft ein Themenschwerpunkt der Intervention. Die Art und Weise, wie sich jemand das Leben genommen hat, stellt je nach suizidalem Arrangement eine letzte Kommunikationsform mit der Umwelt dar. Für die KIT-Mitarbeiter sind die Umstände von Bedeutung, denn insbesondere darin ist eine Botschaft enthalten. Diese wird von vielen Angehörigen subjektiv interpretiert. Die Betreuer sind keineswegs dazu angehalten, selbst Deutungen vorzunehmen. Ein gewisses Grundwissen ist jedoch Voraussetzung, um bei Fragestellungen bestimmte Weichen für den weiteren Trauerprozess zu legen.

Unterscheidung von suizidalen Arrangements

Es sind verschiedene suizidale Arrangements zu unterscheiden:

- Suizid einer psychisch kranken Person,
- Talionssuizid (Leitimpuls: Rache; oftmals Aggression und Rache gegen die Hinterbliebenen oder die Gesellschaft),
- Appellsuizid (um auf sich aufmerksam zu machen; ist häufig auch Ziel bei Suizidversuchen),
- Bilanzsuizid (Flucht; Folge einer »Lebensbilanz«, die zu Ungunsten des Lebens ausfällt),
- Nachahmungssuizid.[7]

Nachahmungssuizid

1981 und 1982 wurde im ZDF je einmal die Serie »Tod eines Schülers« ausgestrahlt. Im zeitlichen Zusammenhang dazu stiegen Suizide der Fünfzehn- bis Zwanzigjährigen signifikant an, besonders häufig in Form eines »Eisenbahn-Suizides«, wie er im Trailer des Films mehrmals zu sehen war. Der Nachahmungssuizid tritt besonders bei Jugendlichen auf, die einen »Vorgänger« haben und dessen Suizid glorifizieren bzw. verehren (auch »Werther-Effekt« –

VI. Indikationsspezifische Betreuungskonzepte 73

nach Goethes Romanfigur – genannt). 1996 starben in Deutschland 46 Zehn- bis Vierzehnjährige und 261 Fünfzehn- bis Zwanzigjährige durch eigene Hand.

Bei der Betreuung Hinterbliebener ist zu beachten: *Richtlinien zur Betreuung Hinterbliebener*

- Die Terminologie ist zu beachten. Die Begriffe »Freitod« und »Selbstmord« sind zu vermeiden, weil sie einerseits den Suizid pathetisieren und andererseits eine moralische Wertung beinhalten. Zu bevorzugen sind die Begriffe »Selbsttötung« und »Suizid«.
- Die Schuld der Hinterbliebenen ist häufig ein zentrales Problem. (Hätte es verhindert werden können?) Betreuer sollten nicht versuchen, ihnen ihre subjektiv empfundenen Schuldgefühle auszureden. Es ist wichtig zu versuchen, ein »Stück tragen zu helfen« und authentisch Beistand zu leisten.
- Die einsetzende Trauer soll zunächst begleitet werden. Auch Lebensperspektiven können gemeinsam gesucht werden.
- Sofern betroffene Kinder anwesend sind, sind diese nicht auszugrenzen, sondern es ist besonders auf deren Bedürfnisse und Fragen einzugehen.
- Ein Eingehen auf den familiären Zusammenhang ist ebenfalls sehr von Bedeutung. (Haben in der Familie bereits Suizide stattgefunden? Welche Möglichkeiten haben die Familienmitglieder, mit Aggressionen und Konflikten umzugehen?).
- Die Betreuung nach einem Suizid ist aktive Prävention. Zu beachten ist hierbei, dass die Häufigkeit von Selbstmorden in sozialen Zusammenhängen dann signifikant höher ist, wenn es im bekannten Umfeld bereits einen Fall gab.
- Ein Verweis auf professionelle Hilfe, die nach KIT einsetzt, ist unbedingt notwendig. (z.B. AGuS e.V. - Angehörige und Suizid - Bundesgeschäftsstelle Wilhelms-

platz 2, 95444 Bayreuth, Tel. 09217/1500380, Fax: 09217/1500380
- Es sollte versucht werden, sowohl einer Verherrlichung als auch einer Tabuisierung des Suizids vorzubeugen.
- Liegt dem Suizid eine Krankheit zugrunde, muss dieser Umstand als ›Begründung‹ zugelassen werden.
- Aggressionen der Betreuten sind wahrscheinlich; diese dürfen nicht unterdrückt werden.
- Bei der Suche nach einem ›Schuldigen‹ darf man den Hinterbliebenen nicht behilflich sein. Man muss eher versuchen, sich an Tatsachen zu orientieren und den Schmerz der Betreuten zum Inhalt der Intervention zu machen. Rachefeldzüge im Sinne einer Lynchjustiz sind nicht zu unterstützen.

> *Suizid ist die höchste Form autoaggressiven Verhaltens. Diese Art, freiwillig aus dem Leben zu gehen, steht immer in einem sozialen Kontext.*

4. Betreuung von Fahrern öffentlicher Verkehrsmittel nach Unfall mit Personenschaden

Unfälle mit und ohne suizidale Absicht

Unfälle, bei denen Personen zu Schaden kommen und an denen öffentliche Verkehrsmittel beteiligt sind, bilden regelmäßig eine Indikation für die Krisenintervention.

Die Fahrer sind – unabhängig vom Grad ihrer Beteiligung beziehungsweise ihrer Schuld im forensischen Sinn – im Allgemeinen immer betreuungswürdig. Für das Verständnis der besonderen Problemlage der Betroffenen und der Vorgehensweise der Kriseninterventionsmitarbeiter ist es daher unerlässlich, gewisse Sachverhalte über die Technik und die rechtlichen Folgen dieses Fachgebietes zu vermitteln.

Betrachtet man zunächst Fahrzeuge, die sich auf öffentlichem Verkehrsgrund im Geltungsbereich der StVO befinden, so werden gravierende Unterschiede zu Führern von Zügen der Deutschen Bahn AG sowie von Schnell- und U-Bahnen deutlich. Bei Fahrern von Straßenbahnen und Bussen führt ein Unfall mit Personenschaden automatisch zum Einschalten der Staatsanwaltschaft. Gegen den verantwortlichen Fahrzeugführer wird dann generell wegen Körperverletzung (eventuell mit Todesfolge) ermittelt. Ferner haben die Fahrer keine Möglichkeit, sich räumlich zu distanzieren und sind somit auch einer möglichen Konfrontation mit Fahrgästen und Unfallzeugen ausgeliefert. Zusätzlich stellt sich das Problem, dass beispielsweise bei einer Straßenbahn oder einem öffentlichen Bus bei einer Notbremsung, wobei die technischen Möglichkeiten der Geschwindigkeitsreduzierung voll ausgenützt werden, im Regelfall zusätzlich Passagiere im Fahrzeug durch Stürze verletzt werden. Diese Unfallfolge belastet die Fahrer kumulativ im Hinblick darauf, dass sie sich den Fahrgästen nicht entziehen können.

rechtliche Aspekte

Anders gestaltet sich dies bei Zügen der Deutschen Bahn AG sowie bei U- und S-Bahnen. Hier ist die sofortige Bremsung keine Notbremsung, bei der die technischen Möglichkeiten zur Verzögerung voll ausgenützt werden, sondern eine »Schnellbremsung«. Diese ist im Hinblick auf die größere Anzahl der Passagiere und deren Verletzungsrisiko so gestaltet, dass das Fahrzeug schnellstmöglich zum Stehen kommt, wobei der Verzögerungswert so bemessen ist, dass weder das Schienenfahrzeug noch die Passagiere Schaden nehmen können. Die verantwortlichen Lokführer genießen darüber hinaus den ›Vorteil‹, dass in diesen Bereichen die sogenannte »Schienenhoheit« grundsätzlich Geltung hat; das heißt, dass sie nicht automatisch mit juristischen Konsequenzen rechnen müssen. Es werden lediglich die gefahrene Geschwindigkeit und der Zeitpunkt für die Auslösung der Schnellbremsung festgehalten.

Schnellbremsung

»Schienenhoheit«

VI. Indikationsspezifische Betreuungskonzepte

Folgende Punkte sind generell bei der Betreuung von Fahrern zu berücksichtigen:

Richtlinien beachten

- Um sich den Grad der psychischen Traumatisierung vorstellen zu können, ist es wichtig zu wissen, dass die betroffenen Fahrer übereinstimmend berichten, dass sie – unabhängig von Größe, Gewicht und Geschwindigkeit ihres Verkehrsmittels – Wahrnehmungen in Form von Geräuschen oder taktilen Eindrücken gemacht haben und diese oft jahrzehntelang nicht vergessen können.
- Unabhängig davon, ob es sich bei dem Ereignis um einen Suizid oder Unfall handelt, darf der Fahrer nicht gezwungen werden, das öffentliche Verkehrsmittel weiterzufahren. Es ist darauf zu drängen, dass die entsprechende Person – ihr Einverständnis vorausgesetzt – sofort vom Dienst freizustellen ist und diesen nach eigenem Ermessen wieder aufnehmen kann. Bei städtischen Verkehrsbetrieben werden in der Regel Springer und Ersatzfahrer vorgehalten. Bei der Deutschen Bahn AG stellt sich das Problem des bundesweiten Arbeitsfeldes: Dort darf nicht jeder Lokführer jede Lokomotive bedienen, denn für jeden Loktyp ist eine separate Ausbildung notwendig. Ferner ist die Deutsche Bahn AG bemüht, Streckensperrungen so kurz wie möglich zu halten, weil sich die Verspätung auf internationale Fahrpläne auswirken kann.
- Von einer Einlieferung in eine Klinik ist abzusehen, weil dort den Bedürfnissen des betroffenen Personenkreises nicht entsprochen werden kann. Die Fahrer brauchen keine medizinische Überwachung, sondern empathische Zuwendung und Betreuung in einem geschützten Rahmen. Diese Feststellung wurde von betroffenen Fahrern getroffen, die es als ausgesprochen belastend empfanden, geraume Zeit in einer Klinik zu verbringen, in der gleichzeitig andere Verletzte und

Kranke versorgt wurden und wo sie keine definierte und kompetente Person als ›eigenen‹ Ansprechpartner hatten.
- Es handelt sich um einen Arbeitsunfall. Dieser muss in der Regel von einem Berufgenossenschaftsarzt bestätigt werden. Das wiederum geschieht in einem Krankenhaus durch einen sogenannten »Durchgangsarzt«. Diese Untersuchung bzw. Bestätigung muss nicht unmittelbar im Anschluss an den Unfall erfolgen, sondern kann auch am nächsten Tag durchgeführt werden. Auch ist es möglich, den Unfall von einem geeigneten Hausarzt bestätigen zu lassen. Es gibt Arbeitgeber, die ihr Personal von dieser Regelung entbinden, wenn die Betroffenen durch eine KIT betreut werden (z.B. Münchener Verkehrsgesellschaft).
- Bereits vorangegangene Unfälle erhöhen die Vulnerabilität. Es stellt sich also keine Routine für Ereignisse dieser Art ein, sondern die Angst vor eventuell weiteren Unfällen nimmt stetig zu. Das Gefühl wird insbesondere dann verstärkt, wenn mit inadäquaten Bewältigungsstrategien gearbeitet wurde. Die Angst fährt immer mit.
- Personen, die noch nie einen Unfall dieser Art hatten, obwohl sie eventuell schon seit Jahren diesen Beruf ausüben, fühlen sich mitunter davor sicher. Somit kann es sie um so härter – weil völlig unvorbereitet – treffen, wenn letztlich doch so eine Situation eintritt.
- Durch unterschiedlich lange Bremswege (von wenigen Metern bei niedriger Geschwindigkeit bis zu 1,5 km bei langen und schnellen Fernzügen) haben die Fahrer eine verschieden große Distanz zu den überrollten oder angefahrenen Personen.
- Der Blickkontakt zum Opfer macht es schwerer, damit fertig zu werden (»diese Augen werde ich nie vergessen«). Durch den Augenkontakt geht ein Stück Anonymität verloren.

VI. Indikationsspezifische Betreuungskonzepte

- Fahrzeugführer haben die Verpflichtung, Erste Hilfe zu leisten. Oft ist es ihnen jedoch auf Grund der großen Entfernung zum Opfer und/oder der eigenen Betroffenheit nicht möglich.
- Fahrten im Tunnelbereich sind wesentlich stressbelastender als auf freier Strecke.
- Schienenfahrzeuge haben keine ausreichende Beleuchtung, um auf Sicht fahren zu können.
- Suizid oder Unfall? Diese Frage spielt – wenn sie eindeutig zu beantworten ist – eine wichtige Rolle, um Reaktionen und Gefühle, die ausgelöst werden, verstehen zu können.
- Das Alter der verletzten/getöteten Person ist für den Grad der Traumatisierung ebenfalls wichtig. Für die Fahrer ist ein Maximum an Belastung erreicht, wenn es sich um einen Unfall handelt, bei dem ein oder mehrere Kinder Opfer sind.
- Ein Unfallhergang, bei dem das Opfer sich noch verzweifelt zu retten versuchte, stellt für die Fahrer eine enorme zusätzliche Belastung dar, denn sie müssen in solch einer Situation völlig ohnmächtig und hilflos abwarten, bis ihr (Schienen-) Fahrzeug steht. Diese Zeit wird als eine Ewigkeit empfunden.

Durchführung der KIT-Betreuung

Die Betreuung selbst sollte folgendermaßen durchgeführt werden:

- Zunächst handelt es sich oftmals um eine schwierige Anfahrt, wenn sich der Unfall auf freier Strecke ereignet hat.
- Rettungsmaßnahmen und Zufahrtsmöglichkeiten anderer Einsatzkräfte dürfen nicht behindert werden.
- Auch die eigene Sicherheit muss beachtet werden, denn es gibt oft keine Streckensperrungen.
- Der KIT-Mitarbeiter muss der örtlichen Einsatzleitung mitteilen, wenn er an der Unglücksstelle angekommen

ist. Er sollte sogleich recherchieren, ob die Lokführerin/der Lokführer noch benötigt wird.
- Die Deutsche Bahn AG hält dezentral sogenannte Notfallmanager bereit. Städtische Verkehrsbetriebe schicken zu diesen Unfällen einen Verkehrs- oder Oberflächenmeister. Das Vorgehen ist kooperativ mit diesen Personen abzusprechen, wobei das Hauptaugenmerk dem Fahrer gilt.
- Alter und Geschlecht der verletzten/getöteten Person und der Grad der Verletzungen sind für den betroffenen Fahrzeugführer häufig von Bedeutung.
- Bei der Kontaktaufnahme mit dem Fahrer darf die Betreuerin/der Betreuer nicht einfach in den Führerstand stürmen, sondern sie/er sollte zunächst anklopfen und sich vorstellen. Der Arbeitsplatz ist in diesen Fällen oft ein sehr sensibler Rückzugsraum für den Fahrer.
- KIT-Mitarbeiter müssen schnell und zielgerichtet aktiv werden, denn nach Freigabe der Strecke erfolgt oft eine schnelle Auflösung, welche ein entsprechendes Handeln dann verhindert.
- Traumatisierte Personen müssen separiert und möglichst abgeschottet werden.
- Es ist wichtig zu fragen, ob es sich für den Fahrer/die Fahrerin um ein Erstereignis handelt.
- Vorangegangene Beinahe-Unfälle werden oftmals als unspektakulär angesehen, weil nicht wirklich etwas passiert ist. Für die Betroffenen sind diese aber trotzdem sehr belastend; nur haben sie in solchen Fällen in der Regel keine Möglichkeit, darüber zu reden – also auch danach fragen.
- Die Schilderung des Unfalls sollte sich der Betreuer so oft anhören, wie es die Betroffenen selbst erzählen wollen.
- Gemeinsam sollte überlegt werden, ob es Menschen gibt, mit denen der Fahrer über den Unfall sprechen

kann. Meistens gibt es Kollegen, die ähnliches erlebt haben.
- Symptome der akuten Belastungsreaktion sowie deren Normalität müssen erklärt und betont werden.
- Der Betreuer muss vor falschen Coping-Strategien (Alkohol, Beruhigungsmittel, Verdrängung) warnen.
- Der Fahrerin/dem Fahrer sollte geraten werden, über das Ereignis zu reden und trotzdem zu versuchen, zur Normalität zurückzukehren.
- Betroffene haben die Möglichkeit, sich krankschreiben zu lassen. Es ist aus psychotraumatologischer Sicht zunächst durchaus empfehlenswert, dadurch eine zeitliche Distanz zum Unfall herzustellen. Aber je länger man sich dann im Krankenstand befindet, desto größer kann die Hemmschwelle werden, den Dienst wieder aufzunehmen.
- Die Fahrerin/der Fahrer sollte nach der Betreuung durch die KIT nicht alleine sein. Wenn keine privaten Ressourcen zur Verfügung stehen, sollte man gemeinsam überlegen, ob es nicht sinnvoll ist, unter Kollegen zu bleiben (z.B. in der Betriebskantine).

Bei der Betreuung von Fahrern öffentlicher Verkehrsmittel nach Unfällen kann das Maß der persönlichen Betroffenheit sehr unterschiedlich sein. Es ist mit allen Reaktionen zu rechnen.
Der Grad der Traumatisierung sollte nicht unterschätzt werden: Viele Unfälle erlebt zu haben, hat keine Abhärtung zur Folge, sondern eher eine Erhöhung der Vulnerabilität.

5. Betreuung nach Kindstod

»Wenn Deine Eltern sterben, verlierst Du Deine Vergangenheit. Durch den Tod Deines Kindes verlierst Du Deine Zukunft.«
(Elliot Luby)

Mehr als 18 000 Kinder und Jugendliche kommen in der Bundesrepublik jährlich ums Leben. Gründe dafür sind in der Regel Totgeburt, plötzlicher Säuglingstod, Verbrechen, Unfälle, Suizid, Krebs und andere Krankheiten.
Den eigenen Tod stirbt man selbst. Doch mit dem Tod der anderen muss man leben. Den Tod älterer Menschen kann man als letzte Phase des Lebens meist noch annehmen. Der Tod eines Kindes jedoch erscheint den Hinterbliebenen als völlig inakzeptabel, denn es ist ein Tod zur Unzeit.

Statistik

Nach dem Tod eines Kindes ist für die Eltern nichts mehr wie vorher. Sie stürzen in einen seelischen Abgrund von Verzweiflung, Wut, Trauer, Aggression, Selbstzweifel sowie Verlust von Sinn und Werten. Und fast alle Eltern quält die Frage nach der Schuld: Gibt es einen Schuldigen? Den rasanten Autofahrer zum Beispiel? Den Arzt, dem ein Fehler unterlief? Sind sie es selbst, die als Eltern versagt haben oder ist es Gott, den die Anklage treffen muss?

Schuldfrage

Für Betroffene ist es kaum vorstellbar, dass sich nach diesem Verlust die Welt wie gewohnt weiterdreht. Alltägliche Aufgaben werden auf einmal zu unüberwindlichen Hindernissen. Die Partnerschaft wird oft schwer belastet, weil die beiden Elternteile auf ganz unterschiedliche Weise trauern. Drei Viertel aller Beziehungen zerbrechen nach dem Tod eines Kindes. Für andere Kinder der Familie, die ja am Tod ihrer Geschwister selbst schwer zu tragen haben, bleibt oft kaum mehr Zeit und Kraft.

Auswirkungen auf Hinterbliebene

Die Mitarbeiter von KIT sind bei diesen Einsätzen besonders gefordert und belastet, denn den Betroffenen muss ungeteilte Aufmerksamkeit gelten. Es bedarf auch hier einer fundierten Ausbildung, um KIT betreiben zu können.

adäquate Hilfestellung

So darf es z.b. nicht passieren, dass dem verbreiteten Impuls, die Eltern zu schonen (und sie deshalb vom Notfallgeschehen möglichst fernzuhalten oder ihnen den Anblick ihres toten Kindes zu ›ersparen‹), intuitiv nachgegeben wird. Diese gut gemeinte, aber insuffiziente Hilfe kann Monate später erhebliche Komplikationen in der Trauerarbeit hervorrufen.

5.1 Plötzlicher Kindstod (SID[8])

> *Der plötzliche Kindstod ist ein plötzlicher und unerwarteter Tod eines Säuglings, dem keine oder minimale Krankheitszeichen vorausgegangen sind und bei dem die Obduktion keine adäquate Todesursache erkennen lässt.*

Der Notfalleinsatz »plötzlicher Säuglingstod« gehört zu den schwierigsten Aufgaben im Rettungsdienst. Der plötzliche Tod eines anscheinend völlig gesunden Babys ruft bei den meisten Irritation, ein beklemmendes Gefühl und Ratlosigkeit hervor.

Selbstzweifel und Verunsicherung

Nicht selten kommt es bei den Betreuern zu Selbstzweifeln und zur Verunsicherung, weil einerseits bei einem Kindernotfall die Routine fehlt und weil andererseits ein kleiner Mensch, der sein ganzes Leben eigentlich noch vor sich haben sollte, nun plötzlich ohne ersichtlichen Grund verstorben ist.[9]

In der Praxis folgen daher viele dem ›gesunden Menschenverstand‹. Dass dieser Weg nicht ein Ausdruck von Qualität ist, sondern zu zusätzlichen Belastungen führen kann, hat die unter der Leitung von Professor Dr. med. Saternus durchgeführte Langzeitberatung der vom plötzlichen Säuglingstod betroffenen Familien am Institut für Rechtsmedizin der Freien Universität Berlin (1984-1988) und (seit 1989) am Institut für Rechtsmedizin der Universität Göttingen gezeigt.[10]

Pathophysiologie von SID

Das SID ist häufigste Todesursache von Kindern zwischen dem achten Lebenstag und dem vollendeten ersten Lebensjahr. Sie ist ein komplexes, multifaktorielles Geschehen und noch nicht definitiv erklärbar. SID ist mit einer Störung vitaler Regelmechanismen, mit zentralen Atemregulationsstörungen, mit Atem- sowie Herzstillstand und Tonusverlust der Muskulatur (häufig in Zusammenhang mit Virusinfekten) verbunden. Es wird angenommen, dass die davon betroffenen Kinder in ein pränatales Atemmuster verfallen. Dabei sollen folgende Daten von Interesse sein:

Funktionsstörungen

- 1-3% aller Kinder sterben am plötzlichen Kindstod,
- Häufigkeitsmaximum: im 2. bis 4. Lebensmonat,
- ca. 900 Fälle pro Jahr treten in Deutschland auf (im Verhältnis Jungen zu Mädchen von 1,5 zu 1),
- SID tritt weltweit und in allen sozialen Schichten auf,
- der Tod tritt schmerzfrei und fast ausschließlich im Schlaf ein (ohne Krämpfe),
- Jahreszeit des Auftretens von SID: eher in den Wintermonaten,
- Risikofaktoren für SID:
  - Frühgeborene < 33. Schwangerschaftswoche
  - Geburtsgewicht < 1500 g
  - Kinder drogenabhängiger oder rauchender Mütter
  - Geschwister von den an SID-Verstorbenen
  - problematische Schwangerschaften (z.B. bei Plazentainsuffizienz)
  - Aspirationsgefahr durch Rückenlage ist bei Säuglingen nicht relevant (liegt an der entwicklungsbedingten Anatomie)
- gesicherte Risikofaktoren:
  - Kinder drogenabhängiger/rauchender Mütter
  - Bauchlage (Zwerchfell ist Hauptatemmuskel)
  - Nichtstillen/sehr frühes Abstillen

- Überwärmung des Körpers (z.B. durch zu hohe Raumtemperatur).

Symptome

Symptome von SID sind u.a. exzessives Schwitzen, eine leichte fiebrige Infektion sowie der Zustand nach ALTE (plötzliches und gleichzeitiges Auftreten von Atemlosigkeit, schlaffer Muskulatur, Zyanose/Blässe und Bradykardie)[11].

Kontaktaufnahme mit Eltern

Bei Kontaktaufnahme mit den Eltern ist zu beachten:

- Reaktionen aushalten,
- Eltern müssen nicht jedem die gleichen Fragen beantworten; es sollte versucht werden, die notwendigen Angaben nur einmal zu erheben,
- die Anwesenheit der Polizei erklären,
- Kind namentlich nennen und nicht nur von »Leiche« sprechen,
- Obduktion wird in der Regel angeordnet; wenn nicht, sollten die Eltern von sich aus eine Obduktion beantragen; Diagnose von SID kann nur postmortal gestellt werden (diese Todesursache entlastet, daran ist niemand schuld),
- Problem: Tod in falscher Reihenfolge (Kind stirbt *vor* den Eltern); Unfassbarkeit,
- *wichtig:* Abschied nehmen lassen (kann Stunden dauern!); der Betreuer sollte einfach nur anwesend sein und den Eltern die Möglichkeit geben, den Tod ihres Kindes zu »begreifen«,
- Eltern auf deren Wunsch alleine lassen,
- Würde des Kindes beachten: Tubus, venöse Zugänge etc. sollten entfernt werden,
- Betreuung orientiert sich an den Bedürfnissen der Eltern (keine Vorschriften machen, aber Klartext reden),
- Suizidandrohung der Eltern ist ein Hinweis auf die Rea-

lisation des Ereignisses; diese Anzeichen sind bei einer manifesten Andeutung von Selbstgefährdung ernst zu nehmen,
- geschlechtsspezifische Bewältigungsstrategien (Männer gehen damit häufig anders um als Frauen),
- darauf aufmerksam machen, dass der Tod des Kindes die Beziehung stark beanspruchen wird,
- Geschwister in die Betreuung mit einbeziehen,
- Hinweis auf Einrichtungen wie GEPS[12]; Literatur dezent und unaufdringlich übergeben,
- Bekannte/Verwandte der Eltern darauf hinweisen, dass die Eltern nicht isoliert werden dürfen (Sekundäropferrolle, vgl. Kap. III. 2.3 Pathologische Trauer).

Eine Vorhersage der Risikohöhe ist im Einzelfall nicht möglich. Selbst Heimmonitoring von Atem- und Herzaktionen, Bewegung und Sauerstoffsättigung können den schicksalhaften Verlauf nicht abwenden. Heimmonitoring stellt eine starke Belastung für die Familie dar (ca. fünf Fehlalarme in 24 Stunden) und ist ohne adäquates Reanimationstraining der Eltern wenig sinnvoll[13].

5.2 Sonstiger Tod eines Kindes

Beim Tod eines Kindes handelt es sich um eine außergewöhnlich belastende Krisensituation, die durch regelmäßige Schuldvorwürfe noch weiter problematisiert wird. Durch die Anwesenheit von Polizei und Rettungsdienst entsteht eine sehr aufgewühlte und unübersichtliche Atmosphäre. Sollten bei dem Kind Reanimationsmaßnahmen durchgeführt werden, so sind die Eltern dabei auf keinen Fall auszugrenzen. Wird die Wiederbelebung abgebrochen, so ist den Angehörigen mit klaren, eindeutigen Worten der Tod ihres Kindes mitzuteilen.

Krisensituation

VI. Indikationsspezifische Betreuungskonzepte

›Pseudoreanimation‹ vermeiden

Von einer ›Pseudoreanimation‹, die durch die sozialen Indikatoren indiziert scheint, ist insbesondere dann abzuraten, wenn das Kind unter Reanimationsbedingungen ins Krankenhaus gebracht wird. Es ist wichtig, zwischen dem Bemühen ein Leben zu retten und dem Beginn von Wiederbelebungsmaßnahmen trotz des Wissens, dass das Kind tot ist, zu differenzieren.

Für Einsatzkräfte ist die Versuchung oft groß, die eigene Hilflosigkeit zu kompensieren, indem man mit der kardiopulmonalen Reanimation beginnt. Damit wird den Eltern signalisiert, dass alles in dem Moment in der Macht stehende versucht wird, um das Leben des Kindes zu retten. Es werden damit aber ebenfalls Hoffnung und Zuversicht übermittelt. Der Schock über den Tod des Kindes ist jedoch nicht leichter zu ertragen, wenn eine künstliche Spannung erzeugt und aufrechterhalten wird. Ferner setzt eine künstliche Verschiebung des eigentlichen Todeszeitpunkts ein: Erst im Moment des Abbruchs der Wiederbelebungsversuche wird dieser automatisch festgeschrieben.

Verstärkung der Schuldgefühle

Dadurch können Schuldgefühle der Eltern erheblich verstärkt werden: sie müssen annehmen, sie hätten nur Sekunden oder wenige Minuten früher zu reagieren brauchen, um ihr Kind vor dem Sterben zu bewahren. Außerdem wiegt das Gefühl des eigenen ›Versagens‹ bei der Ersten-Hilfe-Leistung dann um so schwerer.

Thematisierung des Schuldgefühls

Die empfundene Belastung der Betroffenen, falsch gehandelt, unnötig Zeit verloren sowie ineffektiv geholfen zu haben, muss in der Betreuung thematisiert werden. Das Schuldgefühl der Eltern ist für sie ausgesprochen belastend. Ein KIT-Mitarbeiter muss vorbereitet sein, dieses Thema auszuhalten und in gewisser Hinsicht zu strukturieren. Die innere Spannung der Betroffenen kann erst dann nachlassen, wenn die Vorwürfe ausgesprochen und wahrgenommen wurden.

Aufforderung zur Abschiednahme

Die Aufforderung zur aktiven Abschiednahme von einem toten Kind mag auf den ersten Blick befremdend wirken.

VI. Indikationsspezifische Betreuungskonzepte

Die konkrete Erfahrung, bei einem verstorbenen Kind zu sitzen, ist zweifellos enorm schmerzlich. Aber nur so ist das Unfassbare zu be*greifen* sowie zu er*fassen*. Das Erlebnis des Abschiednehmens ist ein wichtiger Initiationsritus, welcher dazu dient, die Verzweiflung verarbeiten zu können.

positive Bilanz

Der Autor selbst kann durch eigene Erfahrungen sowie durch Berichte von Kollegen bestätigen, als wie effektiv sich solche Maßnahmen für die Angehörigen bereits erwiesen haben und das selbst dann, wenn der Leichnam durch Verletzungen oder andere Einwirkungen nach allgemeinen Maßstäben äußerst abschreckend aussah. Wie es sich in der Praxis gezeigt hat, setzt das Sich-Verabschieden keinen tadellosen Zustand der Leiche voraus. Es ist überwältigend, eine Mutter zu beobachten, die in einer rechtsmedizinischen Kühlhalle von ihrem durch einen Motorradunfall gestorbenen Sohn Abschied nimmt, obwohl dieser tödliche Verletzungen am Kopf hat.

Durch den letzten Abschied haben die Eltern die Möglichkeit, das Sterben ihres Kindes durch die eingetretenen Veränderungen des Körpers ganz hautnah und plastisch zu erfahren. Der Autor selbst erlebte eine Mutter mit ihrem toten Kleinkind auf dem Arm und wie sie ihren Ehemann darauf aufmerksam machte, dass der Körper bereits kalt war und sich die Leichenstarre im Bereich des Unterkiefers zu entwickeln begann. Sie sagte wörtlich: »Schau, das ist nicht mehr unsere Tochter; sie ist schon ganz kalt und steif.«

Um die Trauerreaktion auslösen zu können, ist es wichtig, dass die Betroffenen dies auf ihre Art machen können. Sie dürfen und sollen dabei so laut und so lange weinen und klagen können, wie sie es wünschen. Die Aufgabe der KIT-Mitarbeiter ist es, genau dies zu ermöglichen bzw. zu unterstützen. Gleichzeitig müssen aber auch die polizeilichen Belange berücksichtigt werden.

Auslösung einer Trauerreaktion

Hilfsangebot

Als professionell nachfolgendes Hilfsangebot muss den Eltern des verstorbenen Kindes eine Anlaufstelle genannt werden, wie z.B. *Verwaiste Eltern München, e.V.*[14] Diese hauptamtlich gestützte Selbsthilfe-Organisation ist bundesweit vertreten und arbeitet nach einem Zellenprinzip. Sie bietet auch Gruppen und Veranstaltungen für Geschwister an. Die Adressen der am nächsten gelegenen Anlaufstellen sind für jede KIT-Struktur selbst zu ermitteln.

> *Zentrale Punkte dieser KIT-Indikation sind das Schuldempfinden der Eltern und die Möglichkeit, sich vom verstorbenen Kind zu verabschieden.*

6. Situation von Gewaltopfern

Selbstbestimmung

Ein Täter, der Gewalt anwendet, um ein Ziel zu erreichen, ignoriert naturgemäß die Selbstbestimmung seines Opfers. Grundsätzlich ist davon auszugehen, dass das Opfer für das erfahrene Unrecht keine Verantwortung trägt. Für den Grad der Traumatisierung ist es nicht wichtig, ob und wie stark die Gewaltopfer körperlich verletzt sind.

Eine Gewalterfahrung zu machen, bedeutet für das Opfer das Erleben einer extremen Ohnmacht, die Bedrohung der körperlichen Integrität sowie einen Verstoß gegen die Ausübung der eigenen Autonomie (bei Gewalttaten ebenso wie bei Naturkatastrophen). Folgende Konsequenzen ergeben sich daraus:

Konsequenzen einer Gewalterfahrung

- Das persönliche soziale Netz, das normalerweise Kontrolle, Zugehörigkeit und Sinn gibt, wird automatisch entfunktionalisiert.
- Anpassungsstrategien, die man während des Sozialisationsprozesses erlernt und eingeübt hat, greifen bei Lebensbedrohung bzw. Konfrontation mit Gewalt nicht

mehr. Damit liegt das Erlebte außerhalb der normalen menschlichen Erfahrung (vgl. Kap. III. 2. Psychotraumatologie).
- Gewalt kann eine Auflösung der normalen Verbindungen zwischen Gedächtnis, Wissen und Gefühl bewirken. Wahrnehmungen werden unpräzise, Sinnesorgane und Urteilsvermögen können stark beeinträchtigt werden (z.B. bleibende veränderte Schmerzwahrnehmung bei Kriegsveteranen oder sehr präzise Erinnerungen an Einzelheiten).
- Ist Widerstand bzw. Flucht subjektiv zwecklos, bleibt nur die Kapitulation. Das Selbstverteidigungssystem bricht damit zusammen. Es folgt die Flucht in einen veränderten Bewusstseinszustand (Erstarrung/»Todstellreflex«), um wenigstens die Seele zu ›retten‹.
- Folgende Reaktionen sind ebenfalls möglich: Hilflosigkeit, zerstörtes Vertrauen, Angst um die eigene Unversehrtheit oder Gleichgültigkeit, emotionale Distanz, völlige Passivität und somit das Aufgeben jeglicher Initiative und Kampfbereitschaft. Eine Gefahrensituation kann auch distanzierte Ruhe auslösen, mit der Angst und Wut verschwinden und das Opfer scheinbar unberührt und handlungsfähig bleibt.

Diese Verhaltensweisen sind keine bewussten Entscheidungen, sondern der Ablauf eines psychischen ›Notprogramms‹, welches es den Opfern ermöglicht, die Situation zu überstehen. Häufig entstehen durch das Verhalten während der Gewalterfahrung spätere Probleme. Die Kenntnis darüber ist für KIT-Mitarbeiter wichtig, um eine professionelle Betreuung durchführen zu können.

6.1 Vergewaltigung

Die Vergewaltigung stellt einen Angriff auf das Territorialitätsempfinden des Opfers dar. Es geht in der Regel nicht um Sex, sondern um Macht, Demütigung, Unter-

Verletzung der Selbstbestimmung

drückung, Verachtung sowie Hass. Der Körper als ureigenes, selbstbestimmtes Territorium des Menschen wird nicht geachtet. Damit wird das Grundempfinden hinsichtlich der eigenen Grenzen brutal durchbrochen. Das Eindringen in den persönlichen Raum hat auch vor der Haut – der letzten persönlichen Grenze – nicht halt gemacht.

Vergewaltigungsopfer haben es oft schwer, innerhalb ihres sozialen Netzwerks nach der Tat Geborgenheit zu finden, weil der Täter oft Teil des privaten Zusammenhangs ist und ebenfalls Unterstützung erfährt. Umso schlimmer sind die Auswirkungen, wenn der Täter ein Mensch ist, dem man ursprünglich vertraut hat und wenn dann den Opfern aus den eigenen Reihen oft Unverständnis, Schuldzuweisungen und Feindseligkeit entgegenschlagen.

Rechtslage

Das Bemühen um Gerechtigkeit und Wiedergutmachung bringt oft eine weitere Traumatisierung durch die Struktur unseres Rechtssystems mit sich, wodurch die Rechte der Angeklagten gut abgesichert sind, die der Opfer allerdings nicht (als Zeuge kein Aussageverweigerungsrecht, Vernehmungsprozedur, evtl. Nebenklage). Folgende Zahlen sprechen dabei für sich: nur 10% der Vergewaltigungsopfer gehen zur Polizei (ohne Mehrfachopfer) und nur 1% der Täter wird zu Haftstrafen verurteilt.[15]

Auflösung von Klischees

Von den angezeigten Vergewaltigungen werden – laut Statistik – 20% der Opfer überfallartig von fremden Tätern angegriffen. Der Anteil der in der Dunkelheit verübten Delikte ist noch niedriger anzusetzen. Damit entfällt fast jede Grundlage für die klischeehafte Annahme, dass eine Gefahr für Kinder und Frauen – wenn sie sich alleine in der Dunkelheit aufhalten – hauptsächlich von ihnen fremden Männern herrührt. Den »typischen sexuellen Gewalttäter« gibt es entgegen der weit verbreiteten öffentlichen Meinung ebensowenig wie das »typische Opfer«. Die meisten

Täter

Täter sind weder psychisch krank noch in anderer Weise auffällig. Eine manifeste psychische Abnormität trifft auf nur ca. 10% der Täter zu. Zum größten Teil handelt es sich um angepasste und unauffällige Männer, die ihr Machtstreben, ihre Hilflosigkeit oder unterdrückte Aggressionen in gewalttätigen sexuellen Akten gegenüber ihren Opfern ausleben wollen.[16]

Von der schweren Erschütterung, welche die gesamte Persönlichkeit des Opfers durch solche Handlungen erleidet, zeugen die Reaktionen und Zustände der betroffenen Person. Opfer können sich sehr verschieden äußern.[17] Gynäkologische Untersuchungen sollen nur einmal durchgeführt werden (nicht von jedem Sanitäter oder Notarzt). Vor jedem Körperkontakt ist die Einwilligung des Opfers nötig, und es ist wichtig, alles zu erklären, was an ihm vorgenommen wird. Der Sinn dieser Sensibilität besteht darin, die Fremdbestimmungssituation nicht fortzusetzen, sondern dem Opfer das größtmögliches Maß an Autonomie zu gewähren.

<blockquote>
Gesellschaftliche Mythen und das Verhältnis zur eigenen Sexualität sollten von jedem KIT-Mitarbeiter reflektiert werden. Für Redensarten und Vorstellungen wie: »Es gehören immer zwei dazu« und »Frauen brauchen so was« oder zu glauben, die Opfer hätten ja vielleicht selbst ein wenig Spaß daran gehabt oder die Geschichte gar erfunden, darf in den Köpfen und Herzen der Betreuer kein Platz sein.
</blockquote>

6.2 Geiselnahme

Folgende Merkmale sind charakteristisch für diese Art von Ereignissen:

- Die Androhung von Gewalt reicht oft aus, um Geiseln gefügig und kooperativ zu machen.
- Unverständliche, unvorhersehbare Gewaltausbrüche, launisches Beharren auf unbedeutenden Regeln verstärken die Angst.

- Der Eindruck entsteht, der Täter sei allmächtig, Gegenwehr sei vergeblich und das eigene Leben hinge davon ab, ob es gelingt, den Täter durch absoluten Gehorsam nachsichtig zu stimmen. Somit ist der Täter für die Geiseln der wichtigste Mensch.
- Dadurch, dass das Leben der Geiseln immer wieder akut bedroht ist, sie aber jedesmal verschont bleiben, erscheint der Täter als Retter.
- Kleine Vergünstigungen, die einzelnen Geiseln eingeräumt werden, untergraben die psychische Widerstandskraft.
- Je stärker die Angst, desto größer ist die Versuchung, sich an die erlaubte Beziehung zum Täter zu klammern.
- Opfer versuchen, das Menschliche im Täter zu entdecken. In Ermangelung anderer Personen sowie anderer Meinungen wird die Auffassung des Täters übernommen.
- Bei lang anhaltenden Geiseldramen entsteht eine Bindung zum Geiselnehmer. Es kommt sogar vor, dass Opfer sich auch hinterher für den Täter einsetzen.[18]

6.3 Sonstige Gewalt

Unter der Überschrift »Sonstige Gewalt« werden Folteropfer, Opfer politisch motivierter Gewalt, Raubopfer, Einbruch- und Diebstahlgeschädigte, Polizeiopfer zusammengefasst.[19] Die Intensität des Traumas ist von diversen Umständen (wie: überraschender Angriff, Grad physischer und psychischer Qual/Verwundung, Grad der Gewaltanwendung, Dauer der Gewalterfahrung) abhängig.

»Schuld der Überlebenden«

Personen, die zu Zeugen eines grausamen Todes anderer geworden sind, fühlen sich oftmals mit der »Schuld der Überlebenden« behaftet. Hinzu kommen Selbstvorwürfe hinsichtlich der Vorstellung, was man anders oder besser hätte machen können. Bilder der Toten, die man nicht retten konnte bzw. die nicht gerettet wurden, verfolgen in der Regel die Betroffenen. Auch der Umgang mit den Angehörigen der Toten gestaltet sich als sehr schwierig.[20]

6.4 Betreuung nach Gewalterfahrung

Zusammenfassend sind hinsichtlich der Betreuung von Klienten nach Gewalterfahrung folgende Grundregeln zu beachten:

- Bei der Zusammenarbeit mit der Polizei ist der KITler ›Anwalt‹ des Opfers.
- Das subjektive Erleben des Opfers ist wichtig, nicht die objektive Gefahr.
- Der Betreuer muss auf das Verhältnis von Distanz und Nähe achten. Daher gilt: So viel Distanz wie nötig einhalten. Körperkontakt nur bei Einwilligung des zu Betreuenden eingehen.
- Es ist immer davon auszugehen, dass das Opfer unbedingt unschuldig ist.
- Wurde die Gewalt durch einen Mann ausgeübt, so ist eine Ablehnung des Opfers hinsichtlich einer männlichen Betreuung widerspruchslos zu akzeptieren. Entscheidend ist der Wille des Opfers.
- Bei vergewaltigten Frauen ist es hilfreich, in Absprache mit dem Opfer eine weibliche Bezugsperson hinzuzuziehen.
- Die Schwere der Traumatisierung darf durch eine scheinbare Ruhe nicht unterschätzt werden. Aus dem äußeren Erscheinungsbild sind keine Rückschlüsse auf die Schwere der Traumatisierung möglich.
- Bemerkungen, die wertend wirken können, müssen unterbleiben (z.B.: »Warum haben Sie sich denn nicht gewehrt?« »Sie hätten doch die Möglichkeit zur Flucht gehabt.« »Wie kann man nur so leichtsinnig sein?«).
- Keine detaillierte Tatbeschreibung fordern. Die Opfer bestimmen die Gesprächsinhalte.

- Keinen noch so gut gemeinten Druck oder Zwang ausüben.
- Folgen sind je nach Gewalterfahrung unterschiedlich, z.B. sind sie bei Vergewaltigungsopfern auf Grund der verschiedenartigen, gleichzeitig auftretenden Verletzungen (psychisch, physisch und moralisch) besonders schlimm.
- Darauf hinweisen, dass Ängste, Misstrauen, Depressionen, Schuldgefühle, Selbstwertprobleme, sexuelle Schwierigkeiten und psychosomatische Beschwerden häufig Folgen der Gewalterfahrung sind. Dies belastet die privaten Zusammenhänge und die Partnerschaft.
- Das Umfeld der Opfer kann helfen. Das Selbstwertgefühl ist gestört und kann in der Beziehung zu anderen Menschen wieder stabilisiert werden (Wiederherstellung von Vertrauen, dem Gefühl von Geborgenheit und Schutz; Wiedererlangung von Autonomie und Macht).
- Um das Trauma bewältigen zu können, muss das Opfer diese Erfahrung mit anderen teilen. Dabei ist es hilfreich, wenn das Umfeld das Trauma als solches anerkennt und akzeptiert.
- Gegen Ende der Betreuung sollte der KIT-Mitarbeiter das Opfer auf Folgendes hinweisen:
  - in künftigen Stresssituationen jede Gelegenheit nutzen, um mit anderen gemeinsam sinnvoll zu handeln und nicht in einer Opferrolle zu verharren
  - soziale Bindungen aufrechterhalten
  - aktiv nach Lösungsstrategien suchen
  - sich eigener Kräfte besinnen
  - eigene Wahrnehmungen und Gefühle ernst und wichtig nehmen
  - besser auf den Umgang mit Konflikten und Gefahr vorbereitet sein

- Für eine weitere Betreuung muss eine psychosoziale Beratungsstelle empfohlen werden.

7. Betreuung traumatisierter Kinder und Jugendlicher

Bei einer Alarmierung der Krisenintervention gibt es immer wieder Fälle, in denen man mit der Herausforderung konfrontiert wird, nicht nur Erwachsene, sondern auch Kinder zu betreuen. In diesem Kontext sind zwei Konstellationen möglich: Zum einen kann es sein, dass keine erwachsenen Bezugspersonen zur Verfügung stehen, weil diese verletzt oder gar tot sind. Zum anderen ist es möglich, dass Erwachsene zwar anwesend, aber auf Grund ihrer Traumatisierung nicht in der Lage sind, sich ihrer Kinder anzunehmen. In beiden Fällen stellt sich die Situation für das Kind so dar, dass es sich als ›Vollwaise‹ fühlt, da kein Elternteil zur Verfügung steht. *(Personen-Konstellationen)*

Bei Jugendlichen kann es darüber hinaus möglich sein, dass Erwachsene für sie gar nicht erst akzeptabel sind, weil das Verhältnis zu ihnen sehr belastet und kompliziert ist.

Kinder sind keine kleinen Erwachsenen; sie erleben ihre Umwelt auf eine ihnen eigene – für Erwachsene nicht immer nachvollziehbare – Weise. Kinder und Jugendliche sind keine passiven Empfänger, sondern setzen sich aktiv mit ihrer Umgebung auseinander. *(Umwelt)*

Verschiedene Bereiche der kindlichen Psyche entwickeln sich in wechselseitiger Beziehung mit ihrer Umwelt; daher ist eine isolierte Betrachtung nicht möglich. Der soziale Kontext, der Entwicklungsstand sowie die kindlichen Ressourcen dürfen nicht unterschätzt werden und müssen in die Betreuung mit einfließen. Je jünger ein Kind ist, desto weniger sind in seinem Erleben Subjekt (Ich) und Objekt (Umwelt) voneinander getrennt. Mit zuneh- *(Einstellung auf die kindliche Wahrnehmung)* mendem Alter entwickelt sich aus den undifferenzierten Reaktionen die breite Palette der Möglichkeiten emotionaler und kognitiver Interaktion.

Eine Krise der Eltern bedeutet für Kinder die Gefährdung elementarer Bedürfnisse; sie sehen dadurch oft grundlegende Sicherheiten gefährdet. Der Tod hat für Kinder oft eine andere Bedeutung als für Erwachsene. Sie brauchen und nehmen sich hier viel Freiraum für ihr Verhalten.

Grundvertrauen in Erwachsene

Durch ein Trauma kann das Grundvertrauen eines Kindes in alle Erwachsenen dauerhaft gestört werden. Das zu verhindern und das Gefühl der Sicherheit zu erhalten ist ein Ziel der Intervention. Darum sind betroffene Kinder als betreuungswürdige Klienten zu sehen und nicht als Anhängsel der betroffenen Erwachsenen. Eine separate Betreuung ist häufig sinnvoll. Kinder werden oft übersehen und sind in den meisten Fällen beim Eintreffen der Krisenintervention bereits ausgegrenzt. Damit sie das Geschehen nicht mitbekommen, werden sie oft zu Nachbarn oder zum Spielen geschickt. Häufig versuchen Elternteile, den Vorfall vor den Kindern zu verheimlichen; diese haben jedoch ein Gespür dafür, wenn etwas nicht stimmt. In der Folge besteht die Gefahr, dass das Ereignis in der Familie tabuisiert und somit den Kindern die Möglichkeit zu dessen Bewältigung enorm erschwert wird.

Ausgrenzung und Tabuisierung

Daher sollten KIT-Mitarbeiter auf Folgendes vorbereitet sein:

- Sehr früh überlegen, ob die Intervention alleine zu bewältigen ist oder ob auf Grund der differenzierten Bedürfnisse weitere KIT-Mitarbeiter alarmiert werden sollten.
- Der Zugang zu Kindern ist in der Regel sehr einfach, weil der Rettungsdienst als Institution schon sehr früh bekannt ist und Vertrauen erweckt.
- Die Anrede klären; in der Regel bietet sich der Vorname an.

- Die Terminologie betreffend ist es bei kleinen Kindern sinnvoll, Superlative zu verwenden (»Dein Vater ist so traurig, weil das Schlimmste, das passieren konnte, eingetreten ist. Deine Mutter ist gestorben, sie ist tot«).
- Bei Kindern fällt das »Wehtun« sehr schwer. Trotzdem bei der Wahrheit bleiben und diffuse Umschreibungen vermeiden.
- Bei Kindern sagen Körperhaltung, Gestik und Mimik mehr aus als bei Erwachsenen.
- Fragen, ob mit Tod schon Erfahrungen gemacht wurden (Kanarienvogel, Hamster).
- Nach einem »Lieblingsspielzeug« fragen und dieses holen oder bringen lassen.
- Eigene Ressourcen der Kinder und Jugendlichen herausfinden. Besonders bei Jugendlichen und jungen Erwachsenen sind Gleichaltrige sehr hilfreich, da entwicklungsbedingt eine Skepsis gegenüber allen Erwachsenen bestehen kann. Oft werden Personen vorgeschlagen, die den Eltern nicht bekannt sind oder die von denen nicht ohne Weiteres akzeptiert werden.
- Die Erwartungshaltung der Eltern gegenüber Jugendlichen ist oft nicht mit deren Bedürfnissen kompatibel. Der Betreuer muss im Sinne einer Kooperation zwischen beiden Seiten vermitteln.
- Abschiednehmen von Toten ist auch für Kinder wichtig. Dabei behutsam vorgehen und das Kind bzw. die Jugendlichen ernst nehmen sowie an der Entscheidungsfindung teilhaben lassen.
- Maßnahme beenden, wenn das soziale Netz trägt. Gerade Jugendliche wissen sehr genau, wo sie sich sicher fühlen.

> *Während der gesamten Betreuung müssen die jungen Klienten sorgfältig beobachtet werden. Dabei ist es wichtig, nicht zu lügen, keine unhaltbaren Versprechungen zu machen und nicht in eine »Babysprache« zu verfallen. Den Klienten muss so offen wie möglich gegenüber getreten werden und es sollte versucht werden, ihren Bedürfnissen entsprechend zu agieren.*

8. Sonstige Situationen

Es ist nicht möglich, mit dem vorliegenden Handbuch eine perfekte Anleitung für alle denkbaren rettungsdienstlich relevanten Krisenintervention anzubieten. Für eine verantwortliche und möglichst qualifiziert betriebene KIT ist es hilfreich, auf weitere Situationen inhaltlich einzugehen.

8.1 Umgang mit Schuldgefühlen der Betreuten

Betroffene Klienten wähnen sich häufig schuldig bzw. mitschuldig an den vorangegangenen Ereignissen. Es kann nicht Absicht der Betreuer sein, darüber zu urteilen, ob *[Urteile meiden]* diese Selbstvorwürfe berechtigt sind oder nicht. Wichtig dabei ist, die Betreuten vorbehaltlos und positiv wertschätzend anzunehmen. Für die Krisenhelfer ist es allerdings belastend, mit den Schuldgefühlen der Klienten konfrontiert zu werden. Die Bereitschaft, die empfundene Schuld zu teilen und ein Stück mitzutragen, ist Voraussetzung für die KIT-Arbeit. Es ist hilfreich, dabei zwischen einer subjektiv moralisch-emotionalen Schuld und einer objektiv juristischen Schuld zu unterscheiden.

[Fragen der Patienten] Die Patienten konfrontieren die KIT-Mitarbeiter für gewöhnlich mit vielen Fragen (»Was hätte ich besser machen können?« »Wie hätte ich das verhindern können?«

»Warum habe ich nicht schneller reagiert?« »Wie geht es jetzt weiter?«). Für die Betreuung ist es nicht wichtig, auf alle Fragen eine passende Antwort zu finden, sondern den Fragen den Platz, der ihnen zusteht, einzuräumen. Die Klienten sollen über das reden, was sie belastet und beschäftigt. Die Antworten sollen sie selbst finden und versuchen, auch mit unbeantwortbaren Fragen zu leben.

Es macht keinen Sinn, jemandem sein Schuldgefühl ausreden zu wollen. In der Akutsituation ist es nicht möglich, jemanden von seiner persönlich empfundenen Verantwortung freizusprechen. Dieses Bemühen hat lediglich zur Folge, dass man als Vertrauensperson nicht mehr akzeptiert wird. Bei eindeutig feststehenden Verläufen können die KIT-Mitarbeiter die Schuldgefühle jedoch relativieren (»Das hätte jedem anderen auch passieren können. Nicht alle Umstände sind steuerbar.«).

Schuldgefühl relativieren

Bewährt hat sich die Frage nach Alternativen (»Was hätten Sie denn anders machen können?« »Wie hätten Sie in Ihrer Situation denn schneller reagieren können?« »Haben Sie nicht ihr Möglichstes getan?«). Dieses Kontern mit Gegenfragen wirft die Betroffenen auf ihre eigenen kognitiven Fähigkeiten zurück. Das sind dann die Ressourcen, die ihnen bleiben, wenn die KIT-Mitarbeiter wieder gegangen sind.

Gegenfragen stellen

Durch das Einstreuen von Informationen ist es oft möglich, das Gefühl der Schuld für die Angehörigen zu reduzieren. Dazu gehört ein medizinisches Grundwissen, das in den einzelnen Ausbildungsabschnitten vermittelt wird und das als Vorkenntnis bei Menschen mit RD-Erfahrung bekannt ist. So trifft z.B. bei einem plötzlich eingetretenen Säuglingstod niemanden eine Schuld; dieser schicksalhafte Verlauf ist weder vorhersehbar noch abwendbar. Eine Schuld an einem Suizid eines anderen kann es nicht geben. Aber gerade bei dieser Einsatzindikation hilft ein Beharren auf diesem Hinweis wenig; es reicht, es gesagt zu haben. Wir wollen nicht von den Klienten

›Recht bekommen‹, sondern ihnen helfen, ihr Leben leben zu können.

> *Wer sich schuldig fühlt, glaubt aus der Gemeinschaft zu fallen und aus seinem sozialen Kontext entwurzelt zu sein. Dieses Gefühl der Ohnmacht kann für die Betroffenen derart dominierend werden, dass sich eine selbst auferlegte Prophezeiung verselbstständigt. Durch eine Aktivierung der sozialen Netze sowie durch Aufklärung der Angehörigen wird versucht, dem entgegenzuwirken.*

8.2 Umgang mit suizidalen Patienten

Schulung der KIT-Mitarbeiter

Eine direkte Konfrontation mit einem suizidalen Patienten kann in der Kriseninterventionspraxis nicht ausgeschlossen werden. Daher ist es unumgänglich, die Mitarbeiter auf den Umgang mit präsuizidalem Verhalten vorzubereiten bzw. ihnen die Möglichkeit zu geben, im Rahmen des denkbaren Einsatzspektrums auch mit dieser Situationen dieser Art kompetent umgehen zu können.

Suizid

Emil Durkheim hat 1984 in seinem Buch *Der Selbstmord* die Relation zwischen dem Grad der sozialen Isolation und der Neigung zum Selbstmord beschrieben. Durch umfangreiche Untersuchungen kam er zu dem Ergebnis, dass Menschen, die aus ihrem sozialen Netzwerk gefallen sind, besonders stark zu suizidalem Verhalten neigen.

Erklärungsmodell

Der Wiener Psychiater Erwin Ringel lieferte ein Erklärungsmodell für suizidales Verhalten. Dabei prägte er den Begriff des »präsuizidalen Syndroms«[21], welches durch die Einengung des individuellen Handlungsraums, durch manifeste Aggressionen und Flucht in die Irrealität gekennzeichnet ist.

Es sind deutliche Parallelen zu den Symptomen der akuten Belastungsreaktion erkennbar. Im Rahmen dieser Einengung beschränkt sich die Wahrnehmung nur auf die Dinge, die als negativ interpretiert werden. Positive Lebensmomente werden konsequent ausgeblendet. Zwangsgedanken werden als weiteres prozessuales Geschehen im präsuizidalen Syndrom betrachtet. Die Überlegung, dass man sich zu jeder Zeit das Leben nehmen kann, verselbständigt sich. Im weiteren Verlauf ist kein spezifischer Reiz mehr nötig, um die Todessehnsucht auszulösen.

präsuizidales Syndrom

Weitere Aspekte des präsuizidalen Syndroms sind konkrete Vorstellungen in Bezug auf die Todesumstände und die Zeit danach. Die Betroffenen stellen sich Fragen wie: »Wer trauert um mich?« »Wer wird an meinem Grab stehen?« »Wie werden sie die Nachricht aufnehmen?«

In enger Anknüpfung an diese Visionen etabliert sich der Gedanke, dass mit dem Tod alle Probleme beseitigt seien. Dies äußert sich in der Form, dass der Suizid herbeigesehnt wird und dass die Vorstellung der suizidalen Handlung schließlich entlastend wirkt. Ist der Plan erst gefasst, so wirken die suizidalen Personen wieder entspannt und machen nach außen oft den Eindruck, als hätten sie ihre Krise überwunden.

Einschätzen von Suizidalität bei trauernden Angehörigen

Es ist nicht primäre Aufgabe der KIT, sich mit diesem Themenfeld zu beschäftigen. Jedoch an Einsatzstellen müssen sich die Betreuer oft gezwungenermaßen ein Bild davon machen, ob die Gefahr besteht, dass sich ein Klient das Leben nimmt. Im Zweifelsfall ist der rettungsdienstlichen Garantenstellung[22] zu genügen, indem man die Polizei verständigt. In diesem Zusammenhang ist es hilfreich zu wissen, dass ein spontaner Suizid unmittelbar nach einem Schicksalsschlag so gut wie ausgeschlossen ist. Wenn es zum Suizid kommt, dann passiert dies frühestens nach der Bestattung des verstorbenen Angehörigen.

Grad der Suizidgefahr einschätzen

Fragen stellen

Um der Isolation und Überforderung, in die Trauernde – bis hin zum Krankheitswert – versinken können, vorzubeugen, wurde schließlich die Idee der rettungsdienstlichen Krisenintervention als Akutdienst geboren. Um sich ein Bild über die Suizidgefahr machen zu können, sind folgende Fragen an den Betroffenen sinnvoll:

- Haben Sie schon öfter daran gedacht, sich das Leben zu nehmen?
- Denken Sie bewusst daran oder drängen sich derartige Gedanken auch dann auf, wenn Sie es eigentlich gar nicht wollen?
- Haben Sie schon mit jemand anderem darüber gesprochen?
- Wie würden Sie es tun?
- Haben sich Ihre Interessen und Kontakte in letzter Zeit verändert?
- Haben Sie schon überlegt, wann Sie es tun wollen?

Suizid als Prozess

Im Einsatz ist zu bedenken, dass ein Suizid nie eine spontane Entscheidung ist. Dahinter steckt ein langer Prozess, der mit dem persönlichen sozialen Kontext verknüpft ist. Mit einem potenziellen Suizidanten über sein Vorhaben zu sprechen, motiviert diesen nicht, seine Pläne zu realisieren, sondern wirkt entlastend.

> *KIT-Mitarbeiter haben keine therapeutisch-analytischen Aufgaben. Im begründeten Zweifelsfall ist immer ein Arzt oder die Polizei zu verständigen oder es ist zumindest sicher zu stellen, dass die eventuell suizidgefährdete Person nicht alleine ist.*

»Talk Down« bei akuter Suizidandrohung

Es ist nicht Aufgabe der KIT, in bestehende polizeiliche Strukturen mit klar verteilten Aufgaben einzudringen.

Dennoch kann es in manchen regionalen Rettungsdienst-Strukturen der Fall sein, dass auf Grund der örtlichen Verhältnisse kein Polizeipsychologe in einer angemessenen Zeit an der Einsatzstelle verfügbar ist. Sowohl für Mitarbeiter aus den Rettungsdiensten als auch für Angehörige von Feuerwehren ist das Einsatzstichwort »Person droht zu springen« oder »Suizidandrohung« etwas, was ihnen täglich widerfahren kann.

In diesem Abschnitt soll nun beschrieben werden, wie in solchen Situationen verfahren werden kann. Bei einem *talk down* bewegt sich der Betreuer in einem prätherapeutischen Feld. Eine entsprechende Nachbetreuung bzw. ein Therapieangebot ist nach jeder Suizidandrohung erforderlich. Diese Nachsorge muss jedoch von Psychiatern oder Therapeuten – nicht durch Einsatzkräfte – geleistet werden. Die folgenden Zeilen werden kein vollständiges Handlungskonzept ergeben. Es wird ausschließlich auf die Anfangssituation bei Suizidandrohung Bezug genommen, denn diese Arbeit kann von entsprechend ausgebildetem Rettungsdienstpersonal geleistet werden. Dabei sollen Verhaltensregeln angeboten werden, um in einer entsprechend akuten Situation adäquat handlungsfähig zu sein. Damit sollen einsatzbedingte Verhältnisse und polizeiliche Interessen nicht pauschalisiert werden. Es ist allerdings für KIT-Mitarbeiter hilfreich, in diesen Fällen nicht hilflos daneben stehen zu müssen, sondern kompetent und zielgerichtet vorgehen zu können.

Verfahrensweise

Verhaltensregeln

- Die erste Person, die mit dem Suizidanten Kontakt aufnimmt, sollte diesen auch aufrechterhalten.
- Menschen, die drohen von einem Hochhaus zu springen, sollte man sich möglichst vom Inneren des Gebäudes her nähern und die Konfrontation der Annäherung über eine Drehleiter vermeiden.
- Beim ersten Blickkontakt stehen bleiben.
- Den Kontakt herstellen, Anrede klären.

- Kontakt auf eine Einsatzkraft beschränken und nicht ablösen lassen.
- Nach der Kontaktaufnahme nicht mehr wegschicken lassen (»Ich kann und darf jetzt nicht mehr gehen.«)
- Selbstschutz beachten: Einsatzkräfte sind keine Märtyrer.
- Der Betreuer sollte versuchen, sich anzunähern (»Ich gehe jetzt bis zur Tür, damit ich Sie besser verstehen kann.«).
- Distanz wahren und versuchen, Nähe herzustellen; das Maß bestimmt der Patient.
- Es ist wichtig zu versuchen, auf einen anderen Ausweg zu verweisen, der möglicherweise nur nicht gesehen wird (»Wollen Sie so nicht mehr weiterleben oder wollen Sie überhaupt nicht mehr leben?«).
- Keine Versprechungen machen, die nicht eingehalten werden können. Zurückhaltend sein beim Erfüllen von Forderungen; wenn überhaupt, dann möglichst an Bedingungen knüpfen (»Wir holen Ihre Frau, wenn Sie die Waffe runternehmen.«).
- Jemand, der den Suizid beim Eintreffen des KIT-Mitarbeiters noch nicht vollzogen hat, hat noch keine endgültige Entscheidung gefällt; d.h. er hat auch Gründe, die dagegen sprechen.
- Niemals überrumpeln, auch wenn der überraschende Zugriff bei Einsatzkräften seinen Reiz hat und die Sache zügig zu Ende bringt. Für eine anschließende Therapie hat die Überrumpelung fatale Folgen, weil es sehr schwierig ist, dann wieder das Vertrauen der Patienten zu gewinnen.
- Möglichst keine Sprungretter und Sprungtücher aufbauen lassen; ein Fall in ein Sprungtuch ab dem zweiten Obergeschoss ist lebensgefährlich. Patienten unbedingt darüber aufklären, wenn diese Sicherungsmaßnahmen trotzdem eingeleitet werden (denn die Feuerwehr-Einsatzleitung sieht sich in der Regel so unter

VI. Indikationsspezifische Betreuungskonzepte 105

Druck, dass sie die Rettungsgeräte meistens aufbauen lässt).
- Möglichst wenig Öffentlichkeit zulassen.
- Vorsicht bei den Annahmen, wer einen Suizid ankündigt, der vollziehe ihn nicht und wer noch an der Brüstung steht, wenn die Feuerwehr kommt, der springe nicht mehr. Sie stimmen nur manchmal!
- Es sollte versucht werden, die Suizidalität einzuschätzen (vgl. Kap. VI. 8.2 Einschätzen von Suizidalität und Kap. VI. 3. Betreuung nach Suizid/Suizidversuch).
- Die Gefahr, dass die Person den Suizid vollzieht, ist dann besonders groß, wenn Alkohol oder andere Drogen im Spiel sind oder wenn die Krise endogene Ursachen hat.
- Die Patienten stehen unter einem enormen Druck und ihr Selbstvertrauen ist auf dem Nullpunkt. Der Betreuer muss versuchen, einen Weg zu finden, so dass die Klienten ohne ihr »Gesicht zu verlieren« die Situation verlassen können (Hinterausgang benutzen, Jacke über den Kopf beim Verlassen des Gebäudes usw.).
- Eine Zwangseinweisung in eine psychiatrische Klinik nach dem entsprechenden Unterbringungsgesetz ist nicht zwingend, sofern die Person sich freiwillig dazu bereit erklärt. Diesen Spielraum kann man nutzen, wobei klar sein muss, dass die gesetzliche Situation es unmöglich macht, den Betroffenen einfach nach Hause gehen zu lassen.

Mit diesen Mitteln sollte versucht werden, ein Aufgeben des Vorhabens zu erreichen. Dabei dürfen keine Allmachtsphantasien entwickelt werden. Es gibt Fälle, in denen der Rettungsdienst sowie die Krisenintervention an ihre Grenzen stoßen.

Aufgeben der Suizidabsicht

8.3 Betreuung in der Öffentlichkeit

Dieser Punkt findet daher Beachtung, weil es Besonderheiten in dieser Betreuungssituation gibt. Jemand, der psychisch traumatisiert wurde, hat ein Bestreben nach Geborgenheit und Sicherheit. Diese findet man am einfachsten in einer vertrauten Umgebung.

Die Betreuer sehen sich mit der Aufgabe konfrontiert, für die Intervention ein Setting zu schaffen. Das setzt oft viel Phantasie und Improvisationsvermögen voraus. Vorrangig ist immer zu versuchen, einen Rahmen zu schaffen, in dem es möglich ist, Emotionen zu zeigen. Dies ist am besten in einer privaten Atmosphäre möglich. Man kann sich auch in ein Fahrzeug zurückziehen (auch Polizei- und Feuerwehrautos sind möglich) oder einen anderen ruhigen Ort aufsuchen. Eine Alternative dazu ist, in die Anonymität einzutauchen, indem man gemeinsam spazierengeht oder ein Lokal aufsucht.

Dabei sollte nicht vergessen werden, dass auch andere Einsatzkräfte ihre Aufgaben haben und nicht vorbehaltlos für körperlich unverletzte Betroffene da sein können. Das bedeutet letztlich, dass die diversen Einsatzleiter unbedingt über den Verbleib der Betreuten informiert werden müssen.

8.4 Gruppenintervention

Es kommt immer wieder zu Einsätzen mit einer großen Anzahl an Opfern, die zwar körperlich unverletzt sind, psychisch jedoch unter Schock stehen. Das mögliche Einsatzspektrum ist vielfältig: Angestellte eines Geldinstitutes nach einem Überfall, Arbeitskollegen nach einem Betriebsunfall, Schüler und Lehrer nach einer Gewalttat, Angehörige bei Flugzeugentführungen, Geiselnahmen, Schiffsunglücke, Familientragödien, Seilbahnunglücke oder gar Terroranschläge. Die Liste ließe sich unbegrenzt fortsetzen.

VI. Indikationsspezifische Betreuungskonzepte

Immer dann, wenn das „normale" KIT-Konzept wegen der Gruppengröße an Grenzen stößt, empfiehlt sich ein anderes Vorgehen, das im Folgenden beschrieben wird: Für die Gruppenintervention ist es nicht möglich, eine ideale Gruppengröße festzulegen. Das Verfahren funktioniert sowohl bei der Betreuung von 100 Angehörigen eines verunglückten Flugzeuges als auch bei einer überfallenen Postfiliale mit nur sechs Angestellten. Der organisatorische Aufwand steigt jedoch mit der Gruppengröße und es empfiehlt sich, je nach Möglichkeit, eine Gruppengröße von nicht über fünfzehn Teilnehmern zu wählen. Das Ziel besteht darin, nicht sofort, sondern gut und richtig zu intervenieren.

Anzahl der Gruppenmitglieder

Maßnahmen vor Kontaktaufnahme mit der Gruppe

- Informationen sammeln und strukturieren,
- Betreuungsbedarf eruieren und notwendige Maßnahmen planen (evtl. sinnvolle Untergruppen nach Zugehörigkeit bilden, z.B. Lehrergruppe und Schülergruppen oder Mitarbeitergruppe und Kundengruppen),
- Bedarf an weiteren Betreuern einschätzen,
- eigene Aufgabe und Kompetenz gegenüber den anderen Einsatzkräften darstellen (wichtiger Punkt in Bezug auf die Polizeitaktik),
- Zuständigkeiten und Ansprechpartner definieren (gerade an großen Einsatzstellen erfordert dies eine gewisse Zeit),
- Betreuungsmaßnahmen mit Polizei absprechen,
- Forderungen nach einem sofortigen Beginn der Betreuung ablehnen und begründen (verantwortbare Betreuung erfordert eine seriöse Vorbereitung,
- mit Örtlichkeiten vertraut machen,
- Ort des Geschehens besichtigen und einweisen lassen,
- bei Bedarf entsprechende und verfügbare Fachleute hinzuziehen (Menschen, die mit der speziellen Tech-

nik oder Verfahrensweise vertraut sind, z.b. auf Flughäfen oder bei Zugunglücken, aber auch bei Terroranschlägen).

Betreuung vorbereiten
- geeigneten Raum besorgen (Größe, möglichst eine vertraute Umgebung für die zu betreuenden Menschen suchen, Zugänglichkeit, Kennzeichnung usw.),
- Betreuungsbedürftige sammeln, evtl. einteilen und Zusammenkunft ankündigen,
- Rettungs- und Einsatzkräfte nicht mit Angehörigen gemeinsam betreuen.

Arbeit mit der Gruppe
- Vorstellung der eigenen Person, Position und Funktion,
- Einstiegsfrage in die Betreuung kann sein:»Ich möchte Sie bitten, dass jeder seinen Namen nennt und seine Rolle, in der er an der Betreuung teilnimmt.«
- weitere mögliche Fragen an die Gruppe:»Wer war wo, als das Ereignis begann?«»Wie kommen sie jetzt hier her?«»Wann ist was passiert?«»Wer hat welche Beobachtungen gemacht?«,
- Ereignis benennen, Ablauf und Grenzen des Treffens benennen,
- keine Bewertung des Geschehens durch den Betreuer; Wörter wie»Tragödie«,»grausam« usw. unbedingt vermeiden,
- sich attraktiv machen:»... ich habe neue zusätzliche Informationen für Sie.«,
- bei Anwesenheit von Mitarbeitern anderer Einrichtungen und Institutionen diese vorstellen und deren Teilnahme erklären,
- die Betreuung orientiert sich an den Bedürfnissen der Betroffenen, diese wollen informiert, gestützt und ernst genommen werden,

VI. Indikationsspezifische Betreuungskonzepte 109

- gleichen Informationsstand der Beteiligten herstellen; dies beugt Gerüchten und Polarisierungen vor und schafft Vertrauen,
- Achtung: darauf achten, dass keine Journalisten bei der Betreuung anwesend sind,
- Gruppenprozess nach Initialisierung laufen lassen und nur bei Eskalationen oder psychotraumatologisch falschen Einschätzungen steuernd eingreifen,
- Gruppendynamik nutzen: Mitglieder können sich gegenseitig sehr gut stützen und betreuen,
- aktuelle Ermittlungsergebnisse und Informationen haben einen sehr hohen Stellenwert,
- auf Grundbedürfnisse achten (Essen, Trinken, Witterungsschutz, Medikamente usw.),
- Emotionen und Schweigen aushalten,
- immer auf klare Struktur achten, alles der Reihe nach (evtl. mit »Fragenspeicher« arbeiten, d.h. unbeantwortete Fragen für alle sichtbar an eine Tafel o.ä. schreiben und bei Beantwortung im Einvernehmen mit der Gruppe streichen),
- Psychoedukation: die Normalität der Symptome infolge der akuten Belastungsreaktion und im Speziellen der Intrusionen erklären,
- Ende der Betreuung ankündigen, Gruppenmitglieder ins »Hier und Jetzt« zurückholen,
- restlichen Tag strukturieren lassen,
- für Aufmerksamkeit und Offenheit danken,
- fragen, ob jemand zum Abschluss noch etwas sagen möchte,
- Hinweis, dass die Betroffenen sich nicht zerstreuen sollen, sondern sicherstellen, ob ihre Anwesenheit beispielsweise noch von der Polizei benötigt wird,
- wenn die Gruppenmitglieder unruhig werden und gehen wollen, weil sie andere Fragen beschäftigen, diese nicht aufhalten,

- Folgezeit durch die Gruppe strukturieren lassen (Krankenhausbesuche, Heim- oder Weiterfahrt, Adressenaustausch, usw.).

> *Vor der eigentlichen Gruppenintervention: Informationen einholen, die Gruppe evtl. aufteilen und einen Raum für die Betreuung beschaffen.*
>
> *Während der Intervention: Die eigene Legitimation für die Betreuung der Gruppe darlegen, Strukturen ankündigen, Informationsstand der Betroffenen angleichen, bei einer Eskalation der Gruppendynamik steuernd eingreifen sowie Normalität der Belastungen immer wieder betonen.*
>
> *Am Ende der Betreuung: Psychoedukation, Struktur des restlichen und nächsten Tages und Verabschiedung.*

Gruppenintervention ist schwer zu bewältigen

Die Bewältigung dieses Einsatzbildes erfordert in der Praxis strukturiertes und fachlich fundiertes Handeln, Erfahrung im Umgang mit psychisch traumatisierten Menschen und Übung im Umgang mit Gruppen. Somit wird klar, dass diese KIT-Indikation für Anfänger sehr schwer zu bewältigen ist und auch für ›alte Hasen‹ eine Herausforderung darstellt.

Innerhalb der eigenen Kriseninterventionsstruktur sind die dabei gemachten Erfahrungen für alle Mitglieder sehr wichtig und es empfiehlt sich dringend, die bei diesen Einsätzen gewonnenen Erkenntnisse – z.B. im Rahmen einer Fallbesprechung – gemeinsam zu reflektieren.

8.5 Betreuung von Zeugen

Traumatisierung erkennen

Menschen, die beobachten mussten, wie jemand anderes verletzt oder getötet wurde, ohne selbst an den Ereignissen direkt beteiligt gewesen zu sein, können auf Grund des Erlebten interventionsbedürftig sein. Das Problem dieser Einsatzindikation für die KIT besteht darin, dass die Traumatisierung zunächst durch andere Einsatzkräfte wahrgenommen werden muss, bevor dieser Sonderdienst auch wirklich angefordert wird. Die Erfahrung zeigt, dass es den Menschen nicht immer auf den ersten Blick anzusehen ist, dass sie Betreuung bzw. Beistand brauchen. Jemand, der still und in sich gekehrt wirkt (was aus psychotraumatologischer Sicht wesentlich bedenklicher ist), fällt den Einsatzkräften nicht so schnell auf wie jemand, der seiner Trauer oder seinem Entsetzen laut Ausdruck verleiht.

> *Um Aufschluss über den psychischen Zustand eines Betroffenen zu bekommen, sind sowohl psychotraumatologisches Grundwissen als auch Erfahrungen nötig. Auch bedarf es eines zumindest kurzen Gesprächs mit der betreffenden Person.*

8.6 Großschadenlagen

Bei Massenkarambolagen, Evakuierungen oder anderen Unglücken kann es zu einer enormen Menge von zu betreuenden Personen kommen. Für den Fall, dass ein Flugzeug abstürzt oder entführt wird, ist am Zielflughafen mit einer sehr großen Anzahl betreuungsbedürftiger Menschen zu rechnen. Jede KIT-Struktur tut gut daran, sich für solche Fälle ein organisatorisches und ein einsatzspezifisches Konzept mit folgenden Schwerpunkten zurechtzulegen:

- Wie viele Mitarbeiter können mobilisiert werden?
- Wie werden diese verständigt?
- Welche Möglichkeiten gibt es, die Interventionsgruppe zu transportieren?

Erstellung eines Konzepts

Für die Betreuung großer Gruppen ist es erforderlich, die Aktivitäten an den speziellen Bedürfnissen zu orientieren. Es ist von Bedeutung, ob sich die Personen, die betreut werden sollen, untereinander kennen (wie z.B. bei sogenannten gemeindenahen Unglücken) oder ob es andere gemeinsame Verbindungen gibt. Es muss auch überlegt werden, ob Gründe bestehen, die Betroffenen voneinander zu trennen (z.B. bei Unfällen – wegen der Schuldfrage). Als Vorgehensweise hat sich bisher bewährt:

Vorgehensweise

- gemeinsam an der Unglücksstelle ankommen,
- eine Person aus der Gruppe bestimmen, die nicht betreut, sondern nur koordiniert,
- Überblick verschaffen,
- Kontakt mit Einsatzleitern herstellen,
- Kommunikation untereinander sicherstellen,
- Screening vornehmen (abchecken, wer wie stark traumatisiert ist),
- Informationen sammeln (Koordinator),
- Vorgehensweise aufeinander abstimmen,
- Setting schaffen, Situation entzerren,
- Nachforderung von weiteren Betreuern nur durch den KIT-Einsatzleiter.

Es ist wichtig, ein Verfahren durchzusprechen sowie intern bekannt zu machen, bevor der Ernstfall eintritt. Jede KIT-Struktur muss – abhängig von den lokalen Gegebenheiten – diese Einsatzindikation selbst vorbereiten.

8.7 Eskalationen im privaten Bereich

Dem Autor ist aus eigener Berufserfahrung als Feuerwehrmann, Rettungsassistent und KIT-Mitarbeiter bekannt, dass die Versuchung für andere Einsatzkräfte groß ist, in allen Fällen, in denen man an einer Einsatzstelle mit seinen Basiskompetenzen an Grenzen stößt, das KIT nachzufordern. Bei Familienstreitigkeiten, die oft auch mit dem Mittel der körperlichen Gewalt ausgetragen werden, ist jedoch in der Regel die Situation damit nicht geklärt, dass man die oder den Verletzten versorgt. Es bleibt das unbefriedigende Gefühl, mehr tun zu wollen und nicht einfach mit einer versorgten Person im RTW den Ort zu verlassen. Trotz eventueller Vorbehalte dem Sonderdienst KIT gegenüber ist in solchen Fällen die Hemmschwelle niedrig, die Krisenintervention zu alarmieren. Die Frage bleibt, wo die psychische Traumatisierung ist, die ja die Basis jeden KIT-Einsatzes darstellt.

Familienstreitigkeiten

Aus humanitären Gründen ist zu empfehlen, diese Einsätze wahrzunehmen – aber das nicht ohne zu versuchen, hinterher mit den anfordernden Kollegen ein informatives Gespräch zu führen. Für den Einsatz selbst ist zu beachten:

Einsätze wahrnehmen

- nicht in körperliche Auseinandersetzungen einmischen,
- Informationen der anfordernden Einsatzkräfte einholen,
- Struktur in das Chaos bringen,
- deutlich und bestimmt vorgehen,
- für niemanden Partei ergreifen,
- sich nicht instrumentalisieren lassen,
- keine Schlichtungsversuche, sondern Separation der zerstrittenen Parteien,
- Einzelgespräche führen,
- auf Hilfsangebote verweisen,
- die Probleme können nicht für die Betroffenen gelöst, es können ihnen nur Angebote gemacht werden,
- in Absprache mit den Betroffenen überlegen, ob es sinnvoll ist, jemanden woanders unterzubringen (Frauenhaus, Notschlafstellen),
- immer auf den Eigenschutz achten.

Einsatz-Richtlinien

> *Einsätze bei Eskalationen im privaten Bereich sind oft sehr unbefriedigend, weil man häufig um Jahre zu spät kommt. Insbesondere bei innerfamiliären Gewaltverhältnissen müssten meist über Generationen konditionierte Verhaltensmuster durchbrochen werden. Eine akute Hilfe ist daher oft nicht ausreichend sowie das betreute Klientel für Angebote der KIT-Mitarbeiter nicht empfänglich.*

8.8 Telefonische Beratung

Abwägung

Recherchen und Erfahrungen ergaben, dass es durchaus Fälle gibt, in denen ein Ausrücken der KIT nicht sinnvoll ist, sondern in denen man durch eine telefonische Beratung überaus befriedigende Ergebnisse erzielen kann. Zu unterscheiden sind zwei Varianten. Gewarnt werden soll jedoch von vornherein davor, die privaten Telefonnummern der KIT-Mitarbeiter zu verwenden.

Einsatzkräfte

Grenzen eigener Kompetenzen

Für Mitarbeiter aus Feuerwehr, Polizei und Rettungsdienst stellen sich bei Einsätzen häufig Fragen, die mit den üblichen Berufskompetenzen nicht zu lösen sind. Oft geht es dabei darum, einen ambulanten Pflegedienst zu organisieren oder es fehlt an einer Kontaktadresse, die man einem Patienten mitteilen möchte. Meistens besteht Unsicherheit darüber, ob der KIT-Einsatz relevant ist oder nicht. Für Einsatzkräfte ist die eindeutige Empfehlung auszusprechen, im Zweifelsfall über die entsprechende Leitstelle die KIT zu verständigen und eine Rückrufnummer zu hinterlassen. Der diensthabende KIT-Mitarbeiter ruft dann zurück und man versucht gemeinsam, das Problem zu lösen.

Angehörige

In vielen Regionen gibt es außer einer KIT-Struktur keine mobile Einrichtung, die rund um die Uhr zur Verfügung steht, um Fragen in Zusammenhang mit Tod, Sterben, Betreuung usw. zu beantworten. Die Polizei anzurufen ist oft ein Tabu, also wenden sich Betroffene an die Rettungsleitstelle. Die Kollegen, die solche ›Notrufe‹ entgegennehmen, haben in der Regel weder die Zeit noch die Möglichkeit, kompetent zu beraten und weiter zu vermitteln. Eine KIT-Struktur hat Unterlagen, Informationen und Adressen über mögliche kompetente Hilfe zur Verfügung. An dieser Stelle ist auch an die in Deutschland flächendeckende Telefonseelsorge zu denken, die rund um die Uhr besetzt ist und mit entsprechenden Diensten in der Regel eng zusammenarbeitet. Eine Abgrenzung zu professionellen Beratungsstellen ist dennoch wichtig, denn die KIT ist nur eine Teilaufgabe des Rettungsdienstes. Dennoch werden KIT-Mitarbeiter mit Grenzfällen konfrontiert. *(Telefonseelsorge)*

Einem Alkoholiker, der nach zehn Jahren Alkoholabusus um drei Uhr morgens beschließt, einen Entzug zu versuchen, kann mit einer rettungsdienstlichen Krisenintervention sicher nicht geholfen werden. Eine Familie jedoch, bei der sich das Bestattungsinstitut weigert, die verstorbene Großmutter mitzunehmen, weil der Leichenbeschau- *(Beispiel)*

> *Hilfsangebote, die über den rettungsdienstlichen Alltag hinausgehen, sind innerhalb von KIT mehr bekannt und verbreitet als im normalen Rettungsdienst. Das vorhandene Fachwissen können sich Angehörige und Einsatzkräfte zunutze machen.*
>
> *Wichtig ist dabei, auf den Alarmierungsweg zu achten; dieser sollte immer über die – das KIT – disponierende Leitstelle gehen. Es ist zu verhindern, dass KIT-Mitarbeiter privat angerufen werden.*

er den Namen falsch auf der Todesbestätigung eingetragen hat, kann durch die Krisenintervention sehr wohl Unterstützung finden.

Das KIT-Einsatzspektrum und die betreuungsimmanenten Methoden sind damit abgedeckt. Im nächsten Kapitel soll sich der Frage gewidmet werden, wie die KIT-Mitarbeiter ausgewählt und integriert werden können.

Anmerkungen

1 StPO, §53 f.
2 BayRDG, Art. 16.
3 Schulz von Thun, 1991.
4 Über den Todesfall müssen das Standesamt, die Krankenkasse und evtl. der Rentenversicherungsträger bzw. der Arbeitgeber informiert werden. Zuständig ist das Standesamt des Ortes, an dem der Tod eingetreten ist. Bei natürlichem Tod kann der Leichnam in der Regel bis zu 24 Stunden in der Wohnung bleiben.
Für die Anzeige beim Standesamt werden Totenschein (Bescheinigung vom Arzt über Todesursache), Geburtsurkunde und Ausweis des Verstorbenen benötigt. Das Standesamt erstellt dann eine Sterbeurkunde.
5 Polizeiaufgabengesetz (PAG) Art. 65 Abs. 3 und 7; Unterbringungsgesetz (UnterbrG) Art. 1.
6 Franke, 1991.
7 Davidson et. al., 1989.
8 Sudden Infant Death.
9 Dorsch, 1997, S 4.
10 Saternus, Helmerichs, Walter-Humke, 1996.
11 Apparently Life-Threatening Event (engl.).
12 Gemeinsame Elterninitiative Plötzlicher Säuglingstod e.V., Rheinstr. 26, 30519 Hannover, Tel. + Fax (0511) 8 38 62 02;
homepage: www.epi.mh-hannover.de, Internet: www.sids.de,
E-Mail: geps-nord@t-online.de.
13 Dorsch, 1997, S 7 f.
14 Verwaiste Eltern München e.V., St. Wolfgangs Platz 9, 81669 München.
15 beide Angaben: Baurmann, 1996.
16 Baurmann, 1996.
17 Schlötterer, 1982.
18 Stockholmsyndrom, Infoblatt ZPD, 1993.
19 Psychologie Heute 8/1995, S 72 ff.
20 vgl. Arbeitsgruppe Stolzenbachhilfe, S 23 f. und 54 ff.
21 Ringel, 1969, S 52.
22 § 13 StGB: Garantenstellung leitet sich aus der Erfolgsabwendungspflicht ab.

VII. Auswahl der Mitarbeiter

KIT ist ein Dienst, für den es Qualitätskriterien und ein Konzept gibt. Nicht jede Person ist gleich gut geeignet, diese Aufgabe eigenverantwortlich zu erfüllen. Ausgehend von der Kernaussage, dass dieser Sonderdienst integraler Bestandteil des Rettungsdienstes ist, engt sich der in Frage kommende Personenkreis ein. Darüber hinaus gibt es noch weitere Merkmale, die es zu betrachten gilt.

Eignung von Personen

1. Voraussetzungen

Jede KIT-Struktur muss – abhängig von ihren eigenen Voraussetzungen – sehen, wie sie den Dienst realisieren kann. Der folgende Katalog ist ein Vorschlag für eine Vorauswahl. Die darin enthaltenen Kriterien wurden über Jahre hinweg immer wieder diskutiert und modifiziert.

Kriterien für Dienst-Realisierung

- Es sollte bereits eine mehrjährige Erfahrung im Rettungsdienst in der Hinsicht vorhanden sein, dass dem künftigen KIT-Mitarbeiter der Schrecken einer Reanimation, der Umgang mit dem Tod sowie der rettungsdienstliche Alltag bekannt sind. Sonst wäre es sehr schwierig, mit Funkverkehr, Blaulicht, Martinshorn, anderen Einsatzkräften und der eigenen Betroffenheit zurechtzukommen.
- Das Mindestalter sollte 25 Jahre betragen. Die Akzeptanz gegenüber einer sehr jungen betreuenden Person ist ein Grundproblem, das im Rettungsdienst sonst nicht zum Tragen kommt. Im Gegensatz zur Krisenintervention sind die Einsätze im »normalen« Rettungsdienst wesentlich kürzer und nicht so intim; außerdem bewegt man sich dabei immer im Team.

- Ein Wohnsitz oder eine Aufenthaltsmöglichkeit innerhalb des entsprechenden Rettungsdienstbereichs ist notwendig.
- Führerschein Klasse III bzw. III A muss vorhanden sein.
- Die Bereitschaft, regelmäßig KIT-Schichten zu übernehmen, wird erwartet.
- Es sollte das Interesse bestehen, an Fortbildungen, Supervision usw. teilzunehmen.

2. Vorgespräch

Kennen lernen

Nach der Vorauswahl empfiehlt es sich, ein Gespräch zum näheren Kennen lernen zu führen. Dabei muss die Möglichkeit bestehen, Fragen zu stellen und Näheres zu erfahren. Bei diesem Termin ist auf folgende Inhalte einzugehen:

Inhalte

- Warum wollen Sie KIT machen? Jemand, der sich dieser Aufgabe stellt, sollte wissen warum. Die Gründe können sich irgendwo zwischen Geltungsbedürfnis und einer Unzufriedenheit mit dem rettungsdienstlichen Alltag bewegen.
- Wie sind Sie auf uns aufmerksam geworden? Es ist wichtig zu wissen, ob das Interesse auf Grund einer Empfehlung zustande gekommen ist. Damit können dann gleichzeitig wichtige Rückschlüsse auf die Außenwahrnehmung des Dienstes gezogen werden.
- Haben Sie KIT schon einmal an einer Einsatzstelle erlebt oder hätten Sie es gebraucht? Diese Frage zielt auf die Identifikation mit rettungsdienstlichen Belangen und auf biographische Anteile ab. In der eigenen Biographie KIT-relevante Erlebnisse zu haben, ist definitiv kein Ausschlusskriterium, nur darf die Mitgliedschaft in der Struktur nicht als diffuse Selbsttherapie wahrgenommen werden. Von den Bewerbern wird kein

›Seelenstriptease‹ verlangt; dennoch ist es wichtig, den Umgang mit persönlichen Erlebnissen zu beleuchten.

3. Theoretische Ausbildung

Diese schließt sich an das Vorgespräch an. Die Inhalte sind in Kapitel VI. ausführlich beschrieben. Wie dieser Teil der Qualifikation erworben wird, ist abhängig von lokalen Besonderheiten. Werden Bewerber für eine KIT zusammengefasst, kann die Ausbildung gemeinsam begonnen und durchgeführt werden, was für die Teilnehmer durchaus vorteilhaft ist. Dieses Verfahren hat aber auch den Nachteil, dass man warten muss, bis ausreichend Anwärter vorhanden sind, um einen Kurs organisieren zu können. Es ist auch die Möglichkeit denkbar, Einzelne an einer theoretischen Ausbildung teilnehmen zu lassen, die dezentral angeboten wird.

Erwerb der Qualifikation

Von einer KIT-Ausbildung per Literaturstudium oder Fernkurs rät der Autor vehement ab, denn eine Gruppe und die vielen Einsatzbeispiele, mit denen qualifizierte Ausbilder dienen können, sind dadurch nicht zu ersetzen.

Ausbildung per Literaturstudium

4. Praktische Ausbildung

Es ist verantwortungslos, Personen, die keinen praktischen Teil der KIT-Ausbildung absolviert haben, traumatisierte Angehörige betreuen zu lassen. Außerdem müssen die Leiter einer KIT dazu in der Lage sein, die Mitarbeiter, deren Auftreten und Arbeitsweise einschätzen zu können. Teil der Ausbildung sollte eine Hospitationsphase sein. Ist diese – wie im folgenden Abschnitt beschrieben – nicht möglich, so kann man sich mit Rollenspielblöcken behelfen. Gemeinsame Rollenspiele haben den Vorteil, dass alle Kursteilnehmer mit einbezogen werden können. Sie sind eine gute Möglichkeit, sich auf die Praxis vorzubereiten.

Hospitation und Rollenspiele

Es empfiehlt sich, für deren Auswertung eine kompetente Person mit KIT-Ausbildungserfahrung hinzuzuziehen.

4.1 Hospitation bei Einsätzen

Wenn sich die Möglichkeit bietet, bei erfahrenen Kollegen im Einsatz mitzufahren, so ist dies für die zukünftige Praxis von Vorteil. Zu achten ist darauf, dass:

- die Lernenden bei verschiedenen Kollegen hospitieren,
- die Lernenden nach der Beobachtung einiger Interventionen die Möglichkeit bekommen, selbst Betreuungen im Beisein des Kollegen durchzuführen,
- die Einsätze gemeinsam reflektiert werden.

4.2 Spezifische Besonderheiten der KIT-Struktur

Vermittlung alles Wissenswerten

Abhängig von der Organisationsform oder dem Träger des Dienstes ist sicherzustellen, dass neue Mitglieder alles Wissenswerte vermittelt bekommen. Dabei sind folgende Fragen besonders wichtig: »Wer ist für was zuständig?« »Wo bekomme ich was?« »Wie ist mit dem Fahrzeug zu verfahren?« »Was wird wie dokumentiert?« »Fahrten mit Sondersignal?« »Was ist bei einem Verkehrsunfall mit dem Dienstfahrzeug zu tun?« Ferner sind Einrichtungen und Organisationen vorzustellen, mit denen zusammengearbeitet wird.

Die Erfüllung dieses Qualitätskriteriums darf nicht dem Zufall überlassen werden. Zu diesem Zweck kann man eine Checkliste, eine Verfahrensanweisung oder ein Handout anfertigen. Wenn diese Punkte nicht beherzigt werden, kann dies zur Folge haben, dass die Mitarbeiter sich alleine gelassen fühlen und abwandern.

Checkliste

5. Abschluss der Ausbildung

Das Ende der KIT-Ausbildung wird sinnvollerweise als solches definiert und kann durch ein Abschlussgespräch erfolgen. Den Zeitpunkt dafür bestimmen bestenfalls die Lernenden selbst.

Erst wenn sich jemand sicher genug fühlt, alleine eine KIT-Schicht durchzuführen, kann diese Person auch eingesetzt werden. Die Dauer dieses Prozesses ist höchstwahrscheinlich sehr unterschiedlich. Für die eigene Selbstsicherheit ist es gut, viele Einsätze mit erfahrenen Kollegen erlebt zu haben, wobei die Anzahl letztlich nicht entscheidend ist. Es spielt eher der Anspruch der einzelnen Dienste eine Rolle, die man als Lernender erlebt hat.

Selbstsicherheit

Um auf das Gespräch vorbereitet zu sein und eine verantwortungsvolle Entscheidung treffen zu können, sollten die Gruppe und besonders die Mitarbeiter befragt werden, bei denen hospitiert wurde. Hospitanten ist zu empfehlen, die Beobachtungen der erlebten Betreuungen für eine spätere Diskussion zu dokumentieren.

Beobachtungen dokumentieren

VIII. Struktur des Dienstes

Ein theoretisches Konzept alleine macht es nicht möglich, eine KIT zu etablieren. Diese Intention muss mit Leben gefüllt werden um die gestellte Aufgabe erfüllen zu können. Dazu ist ein Träger notwendig; dieser kann ein Kreis- oder Landesverband einer Hilfsorganisation oder ein freier Verein sein, der sich an eine Behörde oder Organisation mit Sicherheitsaufgaben anbindet.

Umsetzung des Konzepts

1. Fahrzeug

Die Struktur von KIT verlangt, dass die Mitarbeiter zu den Klienten kommen. Somit ist Mobilität eine Grundvoraussetzung, und es bedarf eines Fahrzeugs. Bestenfalls eignet sich ein Großraum-PKW. Dieser bietet die Möglichkeit, im Fahrzeug zu betreuen, Standheizung und Klimaanlage machen die Arbeit in vielen Situationen erst möglich.

Mobilität als Grundvoraussetzung

Das Fahrzeug sollte als RD-Auto zu erkennen sein und nicht als Einsatzfahrzeug der KIT. Aus Rücksicht auf die Patienten ist es angebracht, ein dezentes Fahrzeug zu wählen.

Der PKW sollte sicherheitshalber eine Sondersignalanlage und ein Funkgerät besitzen. Für die Alarmabwicklung brauchen die Mitarbeiter außerdem ein mobiles Telefon, Material zum Nachschlagen sowie eine Mappe mit Unterlagen und Faltblättern für die Klienten.

Ausstattung

2. Outfit der Mitarbeiter

Über diesen Punkt wird innerhalb der verschiedenen Organisationen seit Beginn der KIT in Deutschland – also seit März 1994 – diskutiert.

eindeutige Identifikation

Es besteht nunmehr Konsens darüber, dass eine eindeutige Identifikationsmöglichkeit der KIT durch das Tragen weißer Rettungsdienstkleidung gegeben ist. Der Kleidung ist ein Ausweis hinzuzufügen, der – sichtbar getragen und mit einem Lichtbild versehen – das Personal als Mitarbeiter der Krisenintervention kennzeichnet. Das Rettungsdienst-Outfit bietet darüber hinaus weitere Vorteile:

Vorteile des Outfits

- keine Verwechslungen mit anderen Diensten möglich,
- Rettungsdienstpersonal genießt in der Bevölkerung einen Vertrauensvorschuss,
- Mitarbeitern des RD wird eine fachliche Kompetenz zugestanden,
- Mitarbeiter des RD genießen eine gewisse Autorität,
- an Einsatzstellen ist es einfach, zu den Patienten vorzudringen, da man von Polizei und Feuerwehr nicht für schaulustig gehalten, sondern sofort erkannt wird,
- den KIT-Mitarbeiter ist es möglich, eine größere Distanz zur Arbeit zu behalten.

3. Dokumentation der Einsätze

Reflexion und Überblick

Alle Betreuungen sind zu dokumentieren. Den Betreuern dient die Dokumentation über die Interventionen in erster Linie der Reflexion. Sie gewinnen einen Überblick darüber, was die Gruppe geleistet hat und können damit Ansätze für eine eventuelle Verbesserung der eigenen Arbeit finden.

Der KIT-Leitung wiederum dienen die Einsatzprotokolle zur allgemeinen Einschätzung der Arbeit. Sie helfen außerdem, bei Problemen und Auffälligkeiten reagieren zu können. Auch das Erstellen einer Statistik wird erst durch eine lückenlose Dokumentation möglich. Ein Protokoll, das alle zu erfassenden Daten und Einschätzungen enthält, ist zur Ansicht im Anhang des Buches abgebildet.

4. Dienstplan

Je nach zu erwartendem Einsatzaufkommen muss jede KIT-Struktur ermitteln, wie viele Dienstschichten pro Mitglied zu leisten sind. Grundsätzlich muss es möglich sein, Dienste auch abzulehnen oder zurückzugeben. Man kann nur davor warnen, Mitglieder zu einer KIT-Dienstbesetzung zwingen zu wollen. Diese Aufgabe setzt Freiwilligkeit und Motivation voraus.

Anzahl der Schichten pro Mitglied

Wichtig ist Zuverlässigkeit hinsichtlich des Eintreffens an der Einsatzstelle, denn sonst verliert die Krisenintervention innerhalb ihres Wirkungsbereichs schnell an Glaubwürdigkeit und Vertrauen. Dadurch ergibt sich die Konsequenz, dass vor einer Inbetriebnahme einer KIT-Dienststelle eine ausreichende Gruppenstärke anzustreben ist. Was ist ausreichend? Um die persönlichen Kräfte nicht zu überlasten, ist eine Frequenz von ca. vier Schichten im Monat ein guter Anhaltspunkt, um den Dienstplan gestalten zu können.

Gruppenstärke

5. Übergabe bei Schichtwechsel

Dabei geht es um den Moment, in dem bei Schichtübergabe ein KIT-Mitarbeiter dem anderen das Fahrzeug und den Alarmempfänger übergibt. Es ist nicht ausreichend, dass man sich den Autoschlüssel zuwirft. Für beide ist es von Vorteil, wenn sie sich über den Dienst und dessen Ereignisse austauschen. In dieser Hinsicht ist es für einen ablösenden Kollegen hilfreich, über eventuell zu erwartende Folgeeinsätze unterrichtet zu werden. Es ist nicht ungewöhnlich, dass nach bereits abgeschlossener Betreuung eines S-Bahn-Fahrers die Überbringung der Todesnachricht der von ihm überrollten Person einen Folgealarm nach sich zieht. Die Informationen aus erster Hand können dann von großem Vorteil sein.

Informationsaustausch

Auch für die eigene Psyche ist es wichtig, den KIT-Dienst mit einem Übergabegespräch, das mit einer kompetenten Person geführt wird, zu beschließen.

6. Hintergrunddienst

Fachleute als Verstärkung

Für alle, die sich dazu entschlossen haben, bei KIT mitzuwirken, ist es eine große Entlastung zu wissen, dass sie bei Bedarf die Möglichkeit haben, Fachleute als Verstärkung nachzufordern. Es gibt Einsatzkonstellationen, bei denen es einfach nicht möglich ist, als Einzelner der gestellten Aufgabe gerecht zu werden.

Die Kollegen, die auch außerhalb ihrer Dienstzeit dazu bereit sind, zusätzlich angefordert zu werden, sind in einer Liste zu führen. Dafür sind ein Konzept und eine Logistik zu erstellen.

IX. Personalverantwortung

Der qualifizierte und anstrengende Betrieb einer rettungsdienstlichen Krisenintervention setzt eine verantwortungsbewusste Leitung voraus. Dieses Konzept in die Tat umzusetzen bedeutet, sowohl für die aktiven Betreuer als auch für die Patienten verantwortlich zu handeln.

1. Fluktuation

Es ist davon auszugehen, dass sich die Zusammensetzung des Teams im Laufe der Zeit ändert. Die Fürsorge für Mitarbeiter darf nicht automatisch enden, wenn diese aus dem KIT-Zusammenhang ausscheiden. *(Fürsorge der Mitarbeiter)*

Es ist zu beobachten, dass nach durchschnittlich fünf Berufsjahren Pflegepersonal die Krankenpflege verlässt. Für den Rettungsdienst ergibt sich ein ähnliches Bild. Tätigkeiten, die psychisch belastend sind, haben also ihre Auswirkungen.

Für die moderne Krisenintervention muss das bedeuten, dass jede Person, die eine KIT-Gruppe verlässt, die Möglichkeit bekommt, ihre Gründe dafür mitzuteilen. Ein unreflektiertes Beenden des Dienstes ist unbedingt zu vermeiden. Es gibt sicher viele verschiedene Gründe, mit KIT aufzuhören; dennoch muss sich die Leitung zu einer Ermittlung dieser verpflichtet fühlen, um adäquat darauf reagieren zu können. *(Ermittlung von Gründen)*

2. Psychische Hygiene

Im Kapitel V. 5. Psychohygiene ist dieser Aspekt hinsichtlich der Ausbildung bereits thematisiert worden. Es genügt jedoch nicht, diesen Aspekt allein unter diesem Gesichtspunkt zu nennen.

IX. Personalverantwortung

Prüfung von Effizienz und Effektivität

Eigene psychische Hygiene lebt von der Kontinuität. Die angewandten Konzepte sind immer wieder zu hinterfragen und bezüglich ihrer Effizienz und Effektivität zu überprüfen. Psychische Hygiene ist ein Prozess, für dessen Gelingen alle Mitglieder verantwortlich sind. Dabei dürfen Belastungen nicht tabuisiert werden. Die Reaktionen darauf können sehr individuell sein. Zu achten ist insbesondere auf:

- Schlafstörungen
- Suchtmittelmissbrauch
- innere Leere, anhaltende Unlust, Gleichgültigkeit
- Distanzprobleme bei Patienten, Gereiztheit, Zynismus
- übermäßiges Engagement, innerer Rückzug.

3. Supervision

Eingestehen persönlicher Ängste

Unbewussten Konflikten, die durch Verleugnung eines Problems entstehen, gilt es entgegenzutreten, denn sie reduzieren das Einfühlungsvermögen und die Wirkungsmöglichkeiten der einzelnen Betreuer. Jedes Teammitglied sollte sich seine persönlichen Ängste und Sorgen eingestehen. Eine langfristig wirkungsvolle Mitarbeit in der Krisenintervention ist vielfach auch nur dann gewährleistet, wenn außerhalb der Interventionen ein echtes Miteinander besteht.

Im Mikrokosmos Supervision muss es möglich sein, diese Ebene gemeinsam zu erreichen. Die Möglichkeiten reichen von Gruppen- über Team- bis zur Einzelsupervision. Die entsprechenden Regeln sind in Zusammenarbeit mit dem Supervisor in einem Kontrakt festzulegen.

Nach dem Gleichheitsgrundsatz teilen sich Supervisor und Teilnehmer die Verantwortung für die Umsetzung der in der Supervision gewonnenen Erkenntnisse. Eine ernsthaft betriebene Praxis diesbezüglich sollte für die Teammitglieder verbindlichen Charakter haben.

4. Fallbesprechung

Dass die Betreuer in der Regel alleine arbeiten, ist ein konzeptimmanentes Problem. Dieser Umstand macht es sehr schwer, sich über gewonnene Erfahrungen, Erfolge und Misserfolge kollektiv auszutauschen. Eine gute Möglichkeit, singuläre Eindrücke zu teilen, besteht darin, einzelne Betreuungen gemeinsam zu besprechen und eventuell durch Rollenspiele zu ergänzen. Dies bietet allen Teammitgliedern die Möglichkeit zur Erweiterung des eigenen methodischen Spektrums. Wenn dieses Verfahren nicht am Stammtisch, sondern in einem definierten Setting umgesetzt wird, ist ein Qualitätskriterium erfüllt. Ergeben sich daraus fortbildungs- oder supervisionsrelevante Themen, so kann die Gruppe adäquat reagieren.

Erweiterung des methodischen Spektrums

5. Interne Fortbildung

Qualität in der Krisenintervention zeichnet sich auch dadurch aus, dass sich die Teammitglieder gemeinsam überlegen, wo ein Bedarf an internen Fortbildungen besteht. Als mögliche Inhalte sind Referenten aus folgenden Fachrichtungen denkbar:

Bedarf

- Polizei (Spurensicherung, Todesermittlungen, Opferschutz)
- Bestattungsdienste
- öffentlicher Personennahverkehr
- Gerichtsmedizin
- Psychiatrie
- sozialpsychologische Dienste

- Psychologie
- vernetzte Organisationen, an die weiter vermittelt wird
- glaubens- bzw. kulturspezifische Besonderheiten.

6. Gemeinsame Freizeitaktivitäten

Der Aspekt, die Gruppe durch gemeinsame Freizeitaktivitäten zusammenzuhalten, darf nicht unterschätzt werden. Er sollte aber in Bezug auf die Personalverantwortung nicht zu viel Raum einnehmen, denn er muss von absoluter Freiwilligkeit geprägt sein.

Freiwilligkeit

Ein gemeinsames Sommerfest oder eine Weihnachtsfeier sind willkommene und zwanglose Gelegenheiten. Dadurch können der Zusammenhalt untereinander verstärkt und das Verständnis für Probleme und Positionen anderer geweckt werden.

X. Außenwirkung

Der Ruf der Krisenintervention in den eigenen Reihen und das Presseecho beschreiben die Grenzen des Handlungsfeldes. Die folgenden Aspekte sind alle miteinander verwoben bzw. bedingen sich gegenseitig.

1. Öffentlichkeitsarbeit

Das Interesse an der rettungsdienstlichen Krisenintervention von Seiten der Medien ist in den letzten beiden Jahren geradezu inflationär geworden. Es empfiehlt sich, diesem Informationsbedürfnis so weit nachzukommen, wie dies mit den eigenen Kräften möglich ist. *Interessenwachstum der Medien*

Eine Erwähnung in der Lokalpresse oder sogar ganze Artikel über die KIT sind für den Ruf und die Motivation der Mitarbeiter äußerst stimulierend. Erfahrungsgemäß ist es empfehlenswert, diese Informationsaufgaben zu bündeln und zu strukturieren. Allgemein ist darauf zu achten, dass auf jeden Fall der Schweigepflicht Genüge getan wird. *Schweigepflicht*

2. Schnittstellenproblematik

Die Kooperationsbeziehungen sind neuralgische Punkte. Um die an Schnittstellen auftretenden Reibungsverluste so gering wie möglich zu halten, bedarf es einer Definition sowie einer Analyse. Als Schnittstellen sind zu nennen: *Reibungsverluste*

- Organisationen, die dort einsetzen, wo KIT aufhört,
- Strukturen, die vor KIT greifen,
- innere Schnittstellen.

X. Außenwirkung

Vernetzung des Follow-up-Service

Die Einrichtungen, die als Anschluss an eine rettungsdienstliche Krisenintervention greifen, sind zu vernetzen (vgl. Kap. IV. 2. Brückenfunktion). Die Zusammenarbeit sollte rückgekoppelt werden. Eine Selbsthilfegruppe, die bei einer Betreuung dem Klienten als Follow-up-Service empfohlen wird, der aber die Abkürzung KIT unbekannt ist, sollte – perspektivisch gesehen – mehr in den Bereich von Vernetzungsbestrebungen treten. Es ist auch kein Zeichen für Qualität, wenn durch KIT eine Struktur genannt wird, die sich bereits Monate zuvor aufgelöst hat.

Kontaktaufnahme zu Hilfseinrichtungen

Im Interesse der Klienten ist eine Kontaktaufnahme zu allen lokal präsenten Hilfsangeboten zu erwägen; insbesondere sind in diesem Kontext Notfallpsychologie und Notfallseelsorge zu nennen. Ein ausgebildeter Notfallseelsorger, der innerhalb einer Struktur tätig wird, hat – im Gegensatz zum Rettungsdienst – durchaus die Möglichkeit, Nachsorge und Trauerbegleitung anzubieten. Es solite dabei klares Anliegen sein, dass KIT und andere Einrichtungen nicht in Konkurrenz treten, sondern sich ergänzen.

Schnittstellen

Schnittstellen, die vor KIT greifen, sind Einsatzkräfte, von denen die Krisenintervention gerufen wird. Hier ist auf eine kontinuierliche Informationspolitik zu verweisen (hohe Fluktuation besonders im Rettungsdienst).

Innere Schnittstellen beziehen sich auf die eigenen Mitarbeiter. Auch hier ist sicherzustellen, dass standardisierte Verfahrensweisen kontinuierlich hinterfragt und verbessert werden. Die Erkenntnisse aus diesem Prozess sind allen Beteiligten zu vermitteln.

Schnittstellen entstehen durch Arbeitsteilung. Diese kommt durch die Kumulation von Wissen und die Spezialisierung von Fachleuten zum Tragen.
Entsprechende Schnittstellenregelungen sind mit allen Beteiligten zu erarbeiten.

3. Selbstdarstellung

Um dem eigenen Anspruch gerecht zu werden, muss dieser möglichst transparent vermittelt werden. Dabei sind verschiedene Zielgruppen zu unterscheiden. Es ist zu differenzieren, ob man einen potenziellen Geldgeber, Einsatzkräfte oder die Öffentlichkeit ansprechen will und wie demzufolge die Inhalte zu vermitteln sind.

Zielgruppen

Für betreute Personen eignet sich bestenfalls ein dezenter Flyer, aus dem kurz hervorgeht, wer bzw. welche Organisation vor Ort war. Eine Bezugsadresse und die Telefonnummer können so ohne große Erklärungen bei den Betroffenen hinterlassen werden.

Flyer

Für mögliche Geldgeber muss man für den Fall, dass die KIT-Finanzierung nicht sichergestellt ist, eine fundierte Informationsmappe zusammenstellen, aus der zu entnehmen ist, wofür man die Mittel einzusetzen gedenkt und welche Vorteile für die geldgebende Firma mit der Unterstützung verbunden sind.

Einsatzkräfte müssen auf den Sonderdienst aufmerksam gemacht werden, ohne dass an ihren eigenen Fähigkeiten Zweifel aufkommen. Aus dieser Informationsschrift muss hervorgehen, dass KIT ein Spektrum abdeckt, welches wegen der strukturellen Gegebenheiten nicht von allen Einsatzkräften geleistet werden kann und dass diese Einrichtung Einsatzkräfte unterstützt und nicht entmündigt.

4. Resonanz einer Betreuung

Im folgenden Abschnitt wird die Abschrift eines Originalbriefes präsentiert, der der KIT München zugesandt wurde. Er reflektiert die positive Resonanz einer Betreuung. Alle darin enthaltenen Namen sind geändert. Dieses Feedback ist natürlich subjektiv und erfüllt in keiner Weise die Anforderungen einer wissenschaftlichen Evaluation.

Feedback

Dennoch entsteht dadurch ein Eindruck, wie die Arbeit der Krisenintervention von Betroffenen wahrgenommen werden kann:

»Hallo Herr P.,
ich weiß nicht, ob Sie sich noch an uns erinnern.
Es ist schrecklich, wie die Zeit vergeht. Es sind am kommenden Dienstag nun schon 16 Wochen, dass mein Mann nicht mehr bei uns ist.
Vielen lieben Dank nochmals, auch im Namen meiner Kinder Robert, Conny und Paul, für Ihren seelischen Beistand in dieser furchtbaren Nacht.
Bis heute ist es mir unbegreiflich, was geschehen ist. Tag für Tag warte ich, dass Peter wieder nach Hause kommt, mich in die Arme nimmt und mir sagt, dass alles gut ist.
Die Obduktion ergab nichts, er war völlig gesund. Ein Arzt erklärte mir, was der sogenannte »Sekundentod« bedeutet.
In jedem Gesicht, das mir begegnet, suche ich seines. Es tut so schrecklich weh, denn alles ist so leer geworden ohne ihn.
Am schlimmsten waren die letzen fünf Wochen. Geburtstage der Kinder, meines Mannes, Taufe, Hochzeitstag! Den Geburtstag meines Mannes feierten wir, indem wir an seinem Grab Luftballons steigen ließen.
Ich bin froh darüber, dass Sie mir geholfen haben, mich von Peter zu verabschieden. Das hat mir unendlich viel gegeben, so viel, dass ich die darauf folgende Nacht schon wieder in unserem Bett schlafen konnte. Und ich möchte das auch nirgendwo anders tun, aber obwohl ich in diesem Zimmer eine innere Ruhe spüre, habe ich dennoch Angst vor jeder Nacht.
Irgendwie weiß ich, dass Peter mir die Kraft gibt, die ich brauche, um weiterzumachen, denn ich fühle, dass er immer noch bei uns ist.

Er sagte mir immer wieder: »Ich werde euch nie wieder alleine lassen, denn dafür liebe ich euch viel zu sehr.«
Diese Worte und die Gedanken an ihn helfen mir, nicht ganz zu verzweifeln.
Es grüßt Sie ganz herzlich, Ihre dankbare D. W.«

XI. Zusammenfassung

Krisenintervention im Rettungsdienst ist ein sehr wichtiges Arbeitsfeld, dessen Inhalte Notfallmedizin und sozialpädagogische Arbeit vereinen. Das vorliegende Handbuch soll für diesen Tätigkeitsbereich Qualitätskriterien definieren und als Leitfaden dienen.

Die Entscheidung für eine bestimmte Verfahrensweise ist immer das Ergebnis eines Prozesses der Güterabwägung und Gewichtung einzelner Qualitätsdimensionen, weil Qualität im sozialen Bereich immer mehrdimensional ist. Beim Auftreten von Fehlern darf es nicht darum gehen, einen Schuldigen zu finden. Viel wichtiger ist die Leitfrage: »Warum wurde der Fehler begangen?« Bei diesem Vorgehen können Fehler reduziert und von Grund auf vermieden werden.

Gewichtung von Qualitätsdimensionen

KIT bietet keinen neuen Rundum-Service um den Tod, sondern sie ist ein Sonderdienst, der psychisch traumatisierte Menschen fundiert und kompetent von Anfang an betreut. Bei jedem Einsatz und bei jeder Einsatzindikation steht die Frage nach der psychischen Traumatisierung im Vordergrund, die einen schweren gesundheitlichen Folgeschaden nach sich ziehen kann.

KIT ist wissenschaftlich fundiert. Sie ist eine rettungsdienstliche Maßnahme, für die ein gesetzlicher Auftrag besteht. Darüber hinaus gebietet es die Humanität, bei einem seelischen Schockzustand ein adäquates Interventionsverfahren anzubieten.

In unserer Gesellschaft existieren soziale Strukturen, die nicht von alleine tragen. Der Auftrag der Krisenintervention besteht darin, den Prozess einer Desintegration der Traumatisierten zu verhindern. Die beste Betreuung ist die, die sich selbst überflüssig macht.

Verhinderung eines Desintegrationsprozesses

Die Ausführlichkeit, mit der die psychotraumatologischen Grundlagen und die einzelnen Betreuungssituationen beschrieben sind, soll helfen, eine verantwortete und reflektierte KIT-Struktur zu unterstützen sowie einen entsprechenden Dienst zu leisten.

Qualitätskriterien sind Beurteilungsmaßstäbe für professionelle Vorgehensweisen. Diese Anforderungen können durchaus der Orientierung bei der praktischen Arbeit dienen; sie sollten bei der Anwendung in einem konkreten Kontext dokumentiert werden. Die vorherrschenden prozessorientierten Methoden können nicht im Sinne einer Verfahrensanweisung standardisiert bzw. in regelmäßig wiederkehrende Abläufe gebracht werden. Ziel des Autors ist es, exakte, aber dennoch variationsfähige Leitfäden, Checklisten und Qualitätskriterien zu definieren.

Orientierung

Begriffliche Klarheit ist eine Voraussetzung für befriedigende Ergebnisse. So sollte für KIT klar sein, dass der Erfolg nicht unmittelbar messbar ist und dass das Gelingen einer Intervention von der Indikationsstellung abhängt. KIT darf nicht dazu missbraucht werden, Trauernden pauschal ›unter die Arme zu greifen‹.

Vernetzung und Akzeptanz im RD

Es ist nicht Ziel, möglichst viele Interventionen zu leisten, sondern in allen Fällen, in denen eine Krisenintervention indiziert ist, gerufen zu werden. Das ist allerdings nur zu erreichen, wenn eine Vernetzung und die Akzeptanz im betreffenden Rettungsdienstbereich gewährleistet sind. Gesellschaftliche Strukturen und Machtverhältnisse setzen den Bedürfnissen der Zielgruppen sozialer Arbeit oft deutliche Grenzen. Psychosoziale Einrichtungen können für gewöhnlich nur innerhalb dieser politischen Grenzen und Vorgaben handeln.

Anhang

**Feedback zum KIT-Intensivkurs
Vom: ....**

1. Aus welchen Gründen haben Sie sich dazu entschlossen, an der KIT-Ausbildung teilzunehmen?
....
....
....

2. Wenn Sie sich einen „typischen" KIT-Einsatz vorstellen, an dem Sie als HelferIn beteiligt sind: Womit hätten Sie die größten Schwierigkeiten? Wo sehen Sie Ihre Defizite?
....
....
....

3. Wie schätzen Sie die Bedeutung der Veranstaltung für Ihre berufliche Tätigkeit ein:

   niedrige Bedeutung o o o o o hohe Bedeutung

weil: ....
....

4. Schätzen Sie bitte die Bedeutung der Veranstaltung für Sie persönlich ein:

   niedrige Bedeutung o o o o o hohe Bedeutung

weil: ....
....

5. Die Darstellung der Themen durch die Referenten fand ich

   sehr schlecht o o o o o sehr gut

weil: ....
....
....

6. Die Veranstaltung war

   praxisorientiert o o o o o theoretisch

weil: ....
....

7. Ich war mit der Organisation vor der Veranstaltung:
   unzufrieden   o   o   o   o   o   sehr zufrieden
weil: ....
....

8. Ich war mit der Organisation während der Veranstaltung:
   unzufrieden   o   o   o   o   o   sehr zufrieden
weil: ....
....

9. Die Anzahl der TeilnehmerInnen war:
   zu groß   o   o   o   o   o   zu niedrig
weil: ....
....

10. Die Dauer der Veranstaltung war:
    zu lang   o   o   o   o   o   zu kurz
weil: ....
....

11. Der Preis für den Kurs war:
    hoch   o   o   o   o   o   niedrig

12. Meine Erwartungen an den Kurs wurden:
    nicht erfüllt   o   o   o   o   o   voll erfüllt
weil: ....
....

Was ich sonst noch loswerden wollte: ....
....
....
....
....
....

Abb. 1: Jede KIT-Ausbildung muss reflektiert werden. Beispiel für einen Fragebogen, der von den Teilnehmern anonym ausgefüllt wird.

Anhang **141**

EINSATZ-PROTOKOLL KIT KRISENINTERVENTION IM RETTUNGSDIENST	Einsatznr.	Durchsicht	Zähler	Personenanzahl	Blatt Nr.	Blattzahl gesamt
	(Eintragungen durch KiT-Büro)		(Wievielter Einsatz)	(Insgesamt anwesende Betroffene)	(Konkret betreute Personen)	

Name des/der Diensthabenden:	Name des/der HospitantIn:	Datum: 2002

Einsatzzeiten: **Anfahrt:**   **Fahrzeug:**

Alarmzeit: ___:___
Eintreffen am Einsatzort: ___:___
Ende der Intervention: ___:___
Interventionsdauer: ___:___
Abbestellt: ___:___

o ohne Sonderzeichen
o Sonderzeichen angefordert durch _____
o mit Sonderzeichen _____
(Grund bei Besonderheiten auf Seite 2 eintragen)

o M - AS 438   o Privatfahrzeug
o Polizei   o _____

☺ **Hintergrundeinsatz**

Einsatzort: o wie Anschrift, falls abweichend: _____

Klient:
Name, Vorname: _____   Alter: _____
Anschrift: _____   o männlich   o weiblich
PLZ, Ort: _____   Telefon: _____
Nationalität: _____ o Deutsch

Wer wurde betreut:
- o EhepartnerIn   o LebensgefährtIn   o FreundIn   o Opfer
- o Mutter   o Vater   o Augenzeuge   o niemand
- o Sohn   o Tochter   o sonstige: _____

Einsatzindikation: Mehrfachnennung möglich!
- o Tod/ Reanimation/ Intervention durch RD/ Internistische Ursache
- o Tod/ Reanimation/ Intervention durch RD/ Chirurgische Ursache
- o Verkehrsunfall
- o Arbeitsunfall / o Freizeitunfall
- o Tod/ schwerer Unfall eines Kindes (bis 16 Jahre)
- o Suizid
- o Suizidversuch
- o Fahrpersonal   o S-Bahn   o Sonstige DB   o _____
- o Fahrpersonal   o Straßenbahn   o Stadtbus (SW/M)   o U-Bahn
- o Sonstiger Einsatz im Bereich SW/M (Mitarbeiter, Fahrgäste, Augenzeugen...)
- o Gewalttätigkeiten Raub / Überfall / Geiselnahme/ Tötungsdelikt
- o Vergewaltigung
- o Überbringen einer Todesnachricht   o mit Pol   o ohne Pol
- o Telefonische Beratung
- o Sonstiges: _____

Einsatzort:
- o Häuslicher Bereich   o Arbeitsplatz
- o Geldinstitut   o Straße
- o Schule   o Öffentlicher Bereich
- o Sonstige _____

Einsatzkräfte vor Ort:
o NAW: _____   o RTW: _____   o Schutzpol: _____
o NEF: _____   o BF   o FF   o Kriminalpol
o _____   o KED (Fa. Aicher)   o keine

Einsatz angefordert von: _____

Für einen **günstigen Verlauf der Intervention**   o zu spät   o rechtzeitig   beim Betroffenen eingetroffen

Medizinische Parameter:

Stand: 12.06.2002

Abb. 2: Abschluss jeder Betreuung ist die Dokumentation des Einsatzes durch das KIT-Mitglied.

Anhang

Aufnahme der KIT:

Patient:	o positiv, freundlich	o indifferent, gleichgültig	o negativ, ablehnend
RTW:	o positiv, freundlich	o indifferent, gleichgültig	o negativ, ablehnend
NEF:	o positiv, freundlich	o indifferent, gleichgültig	o negativ, ablehnend
NAW:	o positiv, freundlich	o indifferent, gleichgültig	o negativ, ablehnend
Schutzpol.:	o positiv, freundlich	o indifferent, gleichgültig	o negativ, ablehnend
Kriminalpol.:	o positiv, freundlich	o indifferent, gleichgültig	o negativ, ablehnend
BF:	o positiv, freundlich	o indifferent, gleichgültig	o negativ, ablehnend
FF:	o positiv, freundlich	o indifferent, gleichgültig	o negativ, ablehnend
Verkehrsm.:	o positiv, freundlich	o indifferent, gleichgültig	o negativ, ablehnend
_____	o positiv, freundlich	o indifferent, gleichgültig	o negativ, ablehnend

Einsatzbewertung:

o positiv   o sinnvoll   o erfolgreich   o zufrieden
o vergeblich   o anstrengend   o ermüdend   o unzufrieden

Weiterführende Betreuung des/der Patienten/in durch:
o Verwandte   o Freunde   o Kollegen   o Psychosoz. Einrichtung   o keine

• sonst: _____

o KIT-Nachsorge

Einsatz indiziert?:
o ja
o nein, Betreuung war nicht sinnvoll/unnötig/vergeblich
o nein, weil betreute Person unter legalen/illegalen Drogen steht
o nein, weil KIT-Indikation falsch gestellt wurde
o nein, weil betroffene Person mit Umständen zurechtkommt

o nein, weil: _____

Patienten an Einrichtung weiterempfohlen:
o Die Arche
o GEPS
o Trauma Ambulanz
o Nußbaumstr. Prof. Kapfhammer (SWM)*
o _____

o Ich bin bereit, auf Anfrage den Klienten noch einmal anzurufen.

Abschiednehmen von der Leiche
o war nicht möglich   o weil Toter an anderem Ort /   o weil Toter entstellt /   o weil Polizei ablehnt /
o weil (sonstiger Grund): _____
o weil kein Toter

o war möglich   o wurde aber vom Hinterbliebenen nicht gewünscht, Grund: _____
  o Hinterbliebener sah die Leiche /   o berührte, umarmte, streichelte die Leiche /
  o wollte mit Leiche alleine sein /   o zeigte Ekel /   o weinte / war ca. _____ Minuten bei der Leiche
  Nach meinem Eindruck profitierte Hinterbliebene/r vom Abschiednehmen: o ja   o nein

Beschreibung der Situation und des Einsatzverlaufes, persönliche Eindrücke:

Besonderheiten/Schwierigkeiten im Einsatzablauf:

Unterschrift des Mitarbeiters:

o Ich möchte von der KIT-Leitung angerufen werden. Vorschlag Datum/Zeit:

* Siehe gemeinsames Betreuungskonzept der Stadtwerke München und des KIT München im Ordner im KIT-Bus

Abb. 3: Das KIT-Einsatzprotokoll wird nach dem Einsatz in Ruhe ausgefüllt.

Literaturverzeichnis

Arbeitsgruppe Stolzenbachhilfe (1992) Nach der Katastrophe - das Grubenunglück von Borken: ein Erfahrungsbericht über drei Jahre psychosoziale Hilfe. Göttingen

Baurmann M (1996) Sexualität, Gewalt und psychische Folgen. Wiesbaden

Bayrisches Rettungsdienstgesetz (BayRDG) in der Fassung vom 09.12.97, Art. 2 Abs. 1, Art. 2 Abs. 3

Bengel J (Hrsg.) (1996) Psychologie in Notfallmedizin und Rettungsdienst. Berlin

Bengel J (Hrsg.) (1997) Psychologie in Notfallmedizin und Rettungsdienst. Berlin, Heidelberg

Bense A (1977) Erleben in der Gesprächspsychotherapie. Weinheim

Böhle S (1992) Damit die Trauer Worte findet: Gespräche mit Zurückbleibenden

Buchmann K (1995) Ereignisbruch, nichts wird wieder so sein wie es vorher war. In: Psychologie heute 8: 20 ff.

Butollo W, Krüssmann M, Hagl M (1998) Leben nach dem Trauma: Über den therapeutischen Umgang mit dem Entsetzen. Pfeiffer, München

Butollo W, Krüssmann M, Hagl M (1999) Kreativität und Destruktion posttraumatischer Bewältigung: Forschungsergebnisse und Thesen zum Leben nach dem Trauma. Pfeiffer, München

Daschner CH (1997) Fallbeispiel „Krisenintervention im Rettungsdienst". In: Rettungsdienst 4:17 ff.

Davidson L (1989) Suicide clusters and youth. Washington

Davidson L, Rosenberg M, Mercy J et al. (1989) An epidemiological study of risk factors in two teenage suicide clusters. USA

Dorsch A (1997) Pädiatrische Notfallsituationen. Vieweg

Durkheim E (1973) Der Selbstmord. Neuwied

Fabritius D (1996) Ort für's Lebensende. In: Der Spiegel 22: 54 ff.

Fertig B, von Wietersheim H (1994) Menschliche Begleitung und Krisenintervention. Stumpf & Kossendey, Edewecht

Franke S (1991) Berufsethik für die Polizei. Regensburg

Freeman A, Reineke M (1995) Selbstmordgefahr. Bern, Göttingen, Toronto
Gasch B, Lasogga F (1999) Psychische Erste Hilfe beim akuten Herzinfarkt.
In: Rettungsdienst 4:21 ff.

Luczak H (1996) Angst. In: Geo 4:86 ff.

Gesetz über die Aufgaben und Befugnisse der Bayerischen Staatlichen
Polizei (Polizeiaufgabengesetz-PAG), Fassung vom 3.4.1963

Gesetz über die Unterbringung psychisch Kranker und deren Betreuung
(Unterbringungsgesetz-UnterbrG), Fassung vom 5.4.1992

Hackney H, Cormier S (1993) Beratungsstrategien, Beratungsziele.
3. Aufl., München, Basel

Howe O (Hrsg.) (1992) Lehrbuch der psychologischen und sozialen
Alternswissenschaft. Band IV: Tod-Sterben-Trauer. Heidelberg

Hörnem C (1989) Mal sehen ob ihr mich vermißt - Menschen in Lebensgefahr. Reinbek b. Hamburg

Helmerichs J, Bentele K, Kleeman W J et al. (1997) Plötzlicher Kindstod:
Vorschläge zur Unterstützung betroffener Familien in der Akutsituation.
In: Deutsches Ärzteblatt 9: 519 ff.

Helmerichs J, Saternus KS (1997) Psychologische Betreuung von Eltern
und Geschwistern nach plötzlichem Säuglingstod. Heidelberg

Jatzko H, Jatzko S, Seidlitz H (1995) Das durchstoßene Herz: Ramstein
1988. Stumpf & Kossendey, Edewecht

Kast V (1992) Trauern: Phasen und Chancen des psychischen Prozesses.
Stuttgart

Kraft PB (1998) NLP, Handbuch für Anwender: NLP aus der Praxis für die
Praxis. Paderborn

Lasogga F, Gasch B (1997) Psychische Erste Hilfe bei Unfällen.
Stumpf & Kossendey, Edewecht

Lothrop H (1991) Gute Hoffnung - jähes Ende: ein Begleitbuch für Eltern,
die ihr Baby verlieren und alle, die sie unterstützen wollen. München

Meyer C, Steil R (1998) Die posttraumatische Belastungsstörung nach
Verkehrsunfällen. In: Unfallchirurg 12:878 ff.

Mitchell JT, Everly GS Jr (1995) Critical Incident Stress Debriefing (CISD):
An Operation's Manual for the Prevention of Traumatic Stress Among
Emergency Services and Disaster Workers. 2nd revised edition, Ellicot City

Motamedi S (1993) Rede und Vortrag. Weinheim, Basel

Müller-Cyran A (1996) In: Journal für Anästhesie und Intensivbehandlung 4:44

Ringel E (1969) Selbstmordverhütung. Bern

Rokita A (1998) Vergewaltigung und sexuelle Gewalt gegen Frauen. In: Skript zum KIT-Kurs. ANR, München

Rogers C (1973) die klientenbezogene Gesprächstherapie. München

Rogers C (1977) Therapeut und Klient. München

Saternus KS, Helmerichs J, Walter-Humke S (1999) Der Plötzliche Kindstod. In: Notfallmagazin 11: 510 ff

Scharnbacher K (1996) Neurolinguistische Programmierung (NLP): Vorsicht vor Denkschablonen. In: Gabler's Magazin 2:8

Schlötterer R (1982) Vergewaltigung: Weibliche Schuld, männliches Vorrecht. Berlin

Schmidbauer W (1996) Hilflose Helfer. Reinbek b. Hamburg

Schulz von Thun F (1991) Miteinander reden. Band 1 und 2, Reinbek b. Hamburg

Strafprozeßordnung (StPO) (1992) 24. Auflage, Nördlingen

Spiegel Y (1989) Der Prozeß des Trauerns. München

Strafgesetzbuch (StGB) (1992) 26. Auflage, Nördlingen

Strupp H (1991) Kurzpsychotherapie. Stuttgart

van der Kolk (1995) Klinische Folgerungen aus Studien über Neuroimagination. Burbridge, Suzuki

van der Kolk B (1996) Psychische Folgen traumatischer Erlebnisse. Niederlande

Verwaiste Eltern München e.V. (1997) Jahresbericht. München
Vester F (1994) Denken, Lernen, Vergessen. 21. Aufl., München

Watzlawick P, Beavin J, Jackson D et al. (1985) Menschliche Kommunikation: Formen, Störungen, Paradoxien. 7. Aufl. Bern, Stuttgart, Toronto

WHO (1991) ICD-10 (international classification of disease): medizinischer Diagnoseschlüssel der WHO. 10. Revision, Genf

Wilink F (1997) Kinder in der Krisenintervention. Vortrag, Erding

Wölfing ML (1987) Hilf mir, ohne mein Kind zu leben. Düsseldorf

Worden JW (1987) Beratung und Therapie in Trauerfällen. Bern, Stuttgart

Zentraler Psychologischer Dienst (ZPD) der bayerischen Polizei (1993) Das Stockholmsyndrom. Informationsblatt. München